# 老年人
## 家庭药膳

胡福君 ◎ 主编

华龄出版社

责任编辑：高志红

责任印制：李未圻

**图书在版编目（CIP）数据**

老年人家庭药膳 / 胡福君主编 . -- 北京：华龄
出版社，2020.3

ISBN 978-7-5169-1575-2

Ⅰ. ①老… Ⅱ. ①卢… Ⅲ. ①老年人—食物养生—
食谱 Ⅳ. ① R247.1 ② TS972.163

中国版本图书馆 CIP 数据核字（2019）第 295545 号

| | | |
|---|---|---|
| 书　　名：老年人家庭药膳 | | |
| 作　　者：胡福君　主编 | | |

出 版 人：胡福君

出版发行：华龄出版社

| 地　　址：北京市东城区安定门外大街甲57号 | 邮　编：100011 |
|---|---|
| 电　　话：010-58122246 | 传　真：010-84049572 |
| 网　　址：http://www.hualingpress.com | |

印　　刷：北京市大宝装璜印刷厂

版　　次：2020年6月第1版　　2020年6月第1次印刷

| 开　　本：710mm×1000mm　　1/16 | 印　张：9 |
|---|---|

字　　数：32千字

定　　价：35.00元

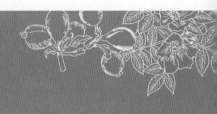

# 目录

## 补心脑药膳

## 滋补肺阴药膳

## 补脾胃药膳

## 补肝养生篇

# 补肾养生篇

# 常见病药膳

# 抗癌养生篇

## 四季保健药膳

# 补心脑药膳

# 玉竹卤猪心

【原料】玉竹 50 克，猪心 500 克，生姜、葱、食盐、花椒、白糖、味精、香油及卤汁各适量。

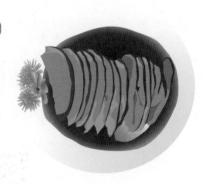

【制作方法】（1）拣净玉竹中杂质，加水适量，文火煎煮 40 分钟，取药汁 1500 克；猪心剖开，洗净血水放入锅中，倒入药汁，加生姜、葱、花椒，文火煮至六成熟捞出晾凉。

（2）锅内倒入卤汁，下入猪心，文火煮熟捞起撇净浮沫。

（3）再在锅内加卤汁适量，放入精盐、白糖、味精和香油适量，加热成浓汁，将其均匀地涂在猪心内外即可。

【用法】佐餐食用。

【功效】滋阴养血，安神宁心。用于心血不足及心阴亏损的心烦不眠等症。亦可作为心悸自汗、精神恍惚、怔忡健忘的辅助治疗。

## 玉竹

【性味】味甘，性寒。

【功效】养阴润燥，生津止渴。

【适用】适用于肺胃阴伤、炽热咳嗽、咽干口渴、内热消渴、阴虚外感、头昏眩晕、筋脉挛痛等症。

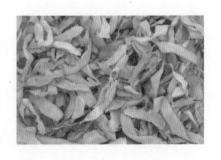

# 鹿茸香菇菜心

【原料】香菇（鲜）200克、油菜心 300克、鹿茸片2克，白酒20克，姜末10克，猪油75克，淀粉3克，精盐5克，清汤200克，味精、料酒各适量。

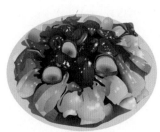

【制作方法】（1）鹿茸片加白酒分两次浸泡。将鹿茸浸泡酒液待用，浸泡后的鹿茸片备用。

（2）将铁锅烧热，加入猪油，油热时先将姜末下锅炒一下，再将香菇、油菜心下锅煸炒，加入味精、料酒、精盐、清汤及鹿茸浸泡酒液。搅匀收汁，汁浓时勾入小流水芡（淀粉3克加水），起锅装盘，鹿茸片点缀在菜上。

【用法】佐餐食用。

【功效】温肾助阳，补气养血。适用于年老体弱和久病体虚，心阳不足而致气短乏力、食欲不振、腰膝酸冷、眩晕耳鸣等症。

## 鹿茸

【性味】味甘、咸，性温。

【功效】温肾壮阳、生精益血、补髓位骨。

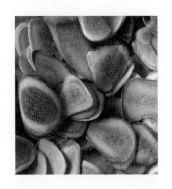

【适用】适用于阳痿滑精、宫冷不孕、羸弱体瘦、神疲、畏寒、眩晕耳鸣、腰脊冷痛、筋骨痿软、崩漏带下等症。

# 人参菠菜饺

【原料】人参5克，菠菜1500克，面粉1000克，瘦猪肉500克，姜、胡椒粉、花椒粉、酱油、香油、葱、盐各适量。

【制作方法】（1）将菠菜择洗干净后，挤出绿色菜汁，待用。

（2）人参润后切成薄片，烘脆，研成细末待用。

（3）将猪肉用清水洗净，剁成蓉，加盐、酱油、胡椒粉、姜末拌匀，再放入葱花、人参粉、香油，拌匀成馅。

（4）将面粉用菠菜汁揉和均匀，擀成圆薄面皮，加馅，将面皮逐个包成饺子。

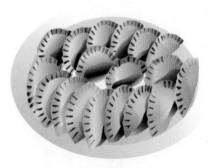

（5）锅内放水烧开后，将饺子下锅。

【用法】主食食用。

【功效】补气补血，补心安神。适用于气虚无力、心悸怔忡、不思饮食、四肢乏力、缺血性贫血等症。

# 人参汤圆

【原料】人参 5 克，玫瑰蜜 15 克，樱桃蜜 15 克，黑芝麻 30 克，白砂糖 150 克，鸡油 30 克，面粉 15 克，糯米粉 500 克。

【制作方法】（1）将人参用水泡软后切片，再微火烘脆，研成细粉；鸡油熬熟，滤渣晾凉。面粉放干锅内炒黄。

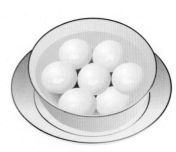

（2）黑芝麻炒香捣碎，与玫瑰蜜、樱桃蜜拌匀压成泥状，加入白糖，撒入人参粉和匀，点入鸡油，再加炒面粉揉至湿润成馅。

（3）将糯米粉和匀，分成小团，包上馅做成汤圆。

（4）锅内加清水烧沸，下入汤圆，煮熟即成。

【用法】食圆喝汤。

【功效】补中益气，安神强心。适用于年老体弱、五脏虚衰、神疲乏力、心悸心慌、失眠健忘、不思饮食、腹胀便溏等。

【说明】人参不宜与茶同服，芝麻忌与鸡肉同食。

人参

【性味】甘、微苦，微温。

【功效】大补元气，补脾益肺，生津止渴，安神增智。

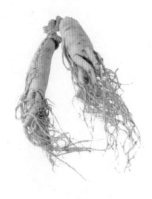

【应用】适用于气虚欲脱、脾气不足、肺气亏虚、心神不安、失眠多梦、心悸健忘等症。

# 五圆全鸡

【原料】净母鸡1只（约1000克），桂圆肉、荔枝肉、乌枣、莲子、枸杞各15克，冰糖30克，盐、料酒、胡椒粉、葱、姜各适量。

【制作方法】（1）将桂圆、荔枝去壳，莲子肉去心，乌枣洗净。

（2）将净鸡放入汤锅内大火煮3分钟捞出，用冷水洗净。

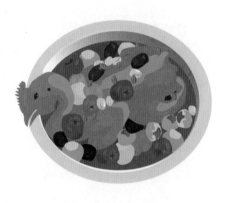

（3）将净鸡腹部朝上放大碗内，桂圆、荔枝、乌枣、莲子放在鸡的四周，加冰糖、精盐、料酒、葱、姜及清水适量，上笼蒸约2小时。

（4）再放入洗净的枸杞子，蒸5分钟取出，撒上胡椒粉即成。

【用法】食肉喝汤。

【功效】补血养阴，温中补气，清热利湿。适于气血两虚，眼花耳鸣，面色苍白，心悸心慌、胸闷气短、失眠多梦或病后、产后体虚者食用。健康人食用则可增加营养，促进食欲，精力更加旺盛。

【说明】此菜蒸制而成，掌握火候是关键，用钵蒸更好，可保持菜的原汁原味；鸡胸向上，翻动时保持身形完整。

# 地黄乌鸡

【原料】雌乌骨鸡1只（重约1000克），生地黄、饴糖各150克。

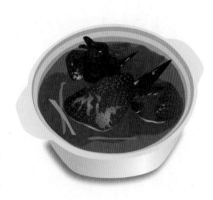

【制作方法】将乌鸡宰杀，去毛及内脏，洗净，备用。生地黄洗净，切成条状，加饴糖拌匀，装入鸡腹内，将鸡仰置瓷盆中，隔水用文火蒸熟即成。

【用法】分2日食用，吃肉喝汤。

【功效】填精添髓，补脏益智。适宜于用脑过度、脑髓不足而见头转耳鸣、记忆力减退、腰膝酸痛、神疲气短等症者食用。

【说明】感冒发热，或湿热内蕴而见食少、腹胀、便溏者，均不宜食用。

### 生地黄

【性味】甘苦，凉。

【功效】清热凉血，养阴，生津。

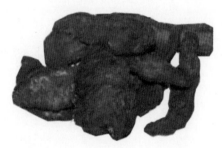

【应用】适用于热病烦渴、发斑发疹、阴虚内热、吐血、衄血以及糖尿病、传染性肝炎等症。

# 花生红枣汤

【原料】花生 60 克，大枣 15 克。

【制作方法】将花生、大枣分别洗净，放锅内，加适量水，文火煮至大枣熟烂即可。

【用法】吃花生、大枣，喝汤，每日 1 剂。

【功效】健脾补血，养心健脑。适用于神疲乏力，记忆力减退者。

【说明】切记不要用其代替正餐，就算其具有补益中焦脾胃的作用，但是也无法代替正常饮食中可以摄入的营养物质。且本品不能代替药物，如疾病导致的气虚脾弱，需要到正规医院，在医

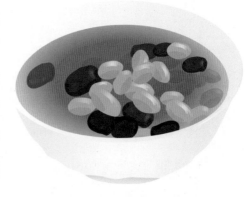

生的指导下进行正规治疗。另外，切记不要过度食用红枣与花生，因为二者都比较难于消化，大量服用红枣甚至导致急性肠梗阻。

# 滋补肺阴药膳

# 凉冻绿豆肘

【原料】猪肘子（去骨）1000克，绿豆500克，盐、姜块、葱段适量。

【制作方法】（1）把猪肘刮洗干净，绿豆淘洗干净。

（2）砂锅内倒入清水1000克，旺火烧开，加入绿豆和肘子，文火慢煮，待肘子快熟（用筷子一扎即透）时捞出。

（3）将煮过的肘子（皮向下）放在碗里，把葱、姜、盐等放在上面，再倒入捞出绿豆的原汤，上笼屉用旺火蒸烂后取出，拣去葱、姜，放阴凉处晾凉。

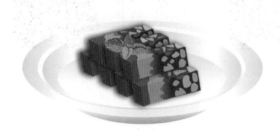

（4）把凉肘子连汤放入电冰箱，待凝冻后取出，切成薄片，摆在盘内即成。

【用法】佐餐食用。可据个人口味不同，再调入蒜泥、虾油、辣椒油、花椒油、椒盐等食用，味道更美。一般不宜冬季食用。

【功效】清热解毒，滋补肺阴。适用于肺阴亏虚而致口干咽燥，口舌生疮，或口腔糜烂，大便干结，心烦口渴等病症。

【说明】绿豆忌用铁锅煮；绿豆不宜煮得过烂，以免使有机酸和维生素遭到破坏，降低清热解毒功效；绿豆性寒凉，脾胃虚寒、泄泻者慎食；服药，特别是服温补药时不宜食用绿豆，以免降低药效。

# 清蒸贝母甲鱼

【原料】甲鱼1只，川贝母5克，鸡汤1000克，料酒、盐、花椒、生姜、葱适量。

【制作方法】（1）甲鱼宰杀、洗净、切块。

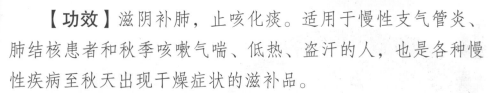

（2）将甲鱼放入蒸钵中，加入鸡汤、川贝母及盐、花椒等调料，蒸1小时即成。

【用法】吃肉喝汤。

【功效】滋阴补肺，止咳化痰。适用于慢性支气管炎、肺结核患者和秋季咳嗽气喘、低热、盗汗的人，也是各种慢性疾病至秋天出现干燥症状的滋补品。

【说明】甲鱼不宜与桃子、苋菜、鸡蛋、猪肉、兔肉、薄荷、芹菜、鸭蛋、橘子一同食用。

## 川贝母

【性味】川贝母味苦、甘，性微寒。

【功效】清热化痰，润肺止咳，散结消肿。

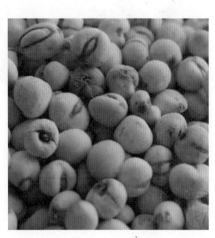

【应用】适用于虚劳久咳、肺热燥咳、肺痈吐脓、瘰疬结核、乳痈、疮肿等症。

# 姜汁牛肺糯米饭

【原料】牛肺 150 克，生姜汁 10 毫升，糯米适量。

【制作方法】（1）牛肺洗干净，切块；糯米洗净。

（2）将牛肺、糯米加水一起文火焖熟。

（3）即将起锅时加入生姜汁，拌匀调味。

【用法】主食服用。

【功效】祛寒痰，补肺，暖脾胃。适用于老人寒咳日久不愈、肺脾气虚型慢性支气管炎：咳嗽痰白而稀或泡沫，自汗、气短、纳减、便溏、神疲乏力、声低懒言，每遇风寒咳痰或喘息发作加重，舌质淡，苔白，脉虚。

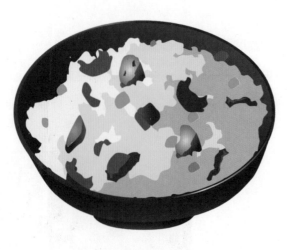

【说明】姜汁，入肺、胃、脾经，功能祛寒痰，定咳喘。牛肺，入肺经，功能补肺，止咳。糯米，入脾、胃、肺经，功能补中益气。

# 九仙薯蓣煎

【原料】薯蓣（山药）500 克，杏仁 500 克，新鲜牛乳 3000 毫升。

【制作方法】（1）杏仁用温水泡胀后去皮，研成细末。

（2）将牛乳冲入杏仁末中，绞取汁，继续将粗末捣烂，再冲入牛乳，绞取汁……直到全部杏仁均变成细末溶于牛乳中。

（3）将山药亦研为粉末，倒入杏仁牛乳汁中拌匀，放入新瓷瓶中密封，隔水炖 2 小时。

【用法】空腹用温酒调服，每次 1 勺。

【功效】补肺益气，润燥止咳。适用于肺气亏虚而致咳嗽气喘，口干舌燥，或肺结核、肺气肿，过敏性鼻炎等症。亦可用于久病体弱、反胃噎膈之人。

此煎还是一种很好的补虚健身剂，经常服用，可以消除疲劳、振奋精神、提高工作效率。

【说明】老年肥胖症及痰湿偏盛之人不适宜服用。

# 补脾胃药膳

# 红枣煨肘

【原料】猪肘1000克，冰糖150克，红枣100克。

【制作方法】（1）将猪肘以常法处理，红枣洗净，冰糖炒成深黄色糖汁。

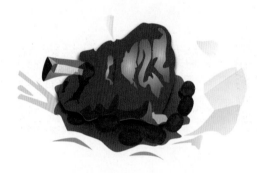

（2）在砂锅底上垫几块猪骨，清汤1500毫升，放入猪肘烧开，撇去浮沫；再将红枣、冰糖汁及其余冰糖放入，用微火慢慢煨，煨至熟烂、粘稠、汁浓即成。

【用法】可单食或佐餐。

【功效】补脾益胃，滋阴养血。适用于脾胃虚弱，阴虚血虚而致低热盗汗或血小板减少，萎缩性胃炎等病症。

【说明】猪肘子用猪蹄替换，称为红枣煨猪蹄。

# 软炸山药兔

【原料】山药 50 克，兔肉（无骨）250 克，鸡蛋 5 个，猪油 500 毫升，湿淀粉 50 克，绍酒 10 毫升，酱油 10 毫升，食盐 2 克，白糖 2 克，味精 2 克。

【制作方法】（1）山药切片烘干碾成细粉待用。

（2）兔肉洗净去筋膜，切成约 2 厘米的方块，放入碗内，加入绍酒、食盐、酱油、白糖、味精拌匀；再将鸡蛋去黄留清搅匀，加入山药粉和湿淀粉调成蛋糊倒入兔肉内和匀，使糊均匀粘附兔肉。

（3）炒锅置中火上烧热，加入猪油 500 毫升，烧至八成热时，将兔肉在油锅内略

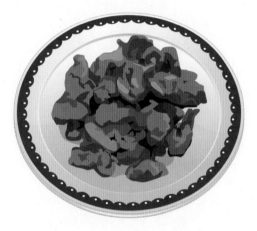

炸捞出后稍冷，再下入锅内反复用漏勺翻炸，待成金黄色时，捞出装盘即成。

【用法】早、中、晚餐均可食用。

【功效】补中益气，健脾和胃。适用于脾胃虚弱而致食少乏力、懒言、邪热伤阴所致口渴、消瘦等症。可作糖尿病患者的膳食。

【说明】兔肉味甘，性凉，能补中止渴，与山药同用，补脾力更强，止渴效更佳。

# 黄芪蒸鸡

【原料】嫩母鸡1只，黄芪30克，绍酒15毫升，大葱10克，生姜10克，清汤500毫升，胡椒粉、食盐各适量。

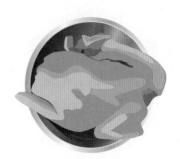

【制作方法】（1）鸡宰杀后去毛、去爪、去内脏，洗净后先入沸水锅内焯至皮伸，再用凉水冲洗，沥干水。

（2）黄芪用清水冲洗后切成段，再剖成两半，整齐地装入鸡腹腔内。葱、姜洗净后切段、片。

（3）将鸡放入蒸钵内，加入葱、姜、绍酒、清汤、盐，用棉纸封口，上笼用武火蒸至沸后约1.5～2小时。出笼后加入胡椒粉调味。

【用法】佐餐食用。

【功效】益气补中，温养脾胃。适用于脾虚气陷而致食少乏力、气虚自汗、易感冒、血虚眩晕、中气下陷之久泻、脱肛、子宫下垂等症。

## 黄芪

【性味】甘，微温。

【功效】补气升阳、益卫固表、利水消肿、托毒生肌。

【应用】适用于自汗、盗汗、血痹、浮肿、内伤劳倦、脾虚泻泄、脱肛及一切气衰血虚之症。

# 黄芪软炸里脊

【原料】猪里脊肉400克，黄芪50克，蛋黄1个，水淀粉20克，葱段、姜片各10克，酱油12毫升，味精、盐各适量，料酒50毫升，植物油500毫升。

【制作方法】（1）将黄芪切片后，按水煮提取法，提取黄芪浓缩汁50毫升备用。

（2）将葱段、姜片、酱油、味精、盐、料酒兑成汁。

（3）将里脊肉去掉白筋，片成0.4厘米厚的片，两面用刀划成十字花，再切成0.8厘米宽、2.5厘米长的条，放凉水碗内，淘净血沫，用净布擤开，再将蛋黄、水淀粉放碗内，用手搅成糊，将里脊放入糊内搅匀。

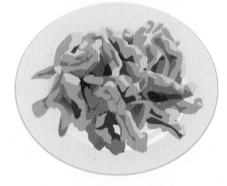

（4）将锅置火上加入植物油，油热三成，将里脊肉逐块下锅，炸成金黄色，肉发起时，将油滗出，随将兑好的调料汁及黄芪浓缩汁洒在肉上，翻两三次即可食用。

【用法】佐餐食用。

【功效】养血补肾，益气固表。适用于脾虚气陷而致自汗盗汗，浮肿，内伤劳倦，脾虚泄泻，脱肛及一切气衰血虚之症。对老年体虚、产后或病后体弱者更为适宜。

# 暖胃鸡

**【原料】**公鸡1只，砂仁3克，丁香3克，良姜3克，肉桂3克，橘皮3克，川椒3克，大茴香3克，生姜6克，胡椒粉、葱、酱油、盐各适量。

**【制作方法】**（1）将鸡宰杀后煺毛，去内脏，洗净，剁成块，放入砂锅。

（2）将各味药用纱布袋装好扎紧口，放入砂锅中，加入适量水和葱、酱油、盐，以文火炖至鸡熟烂，取出药包，撒入胡椒粉。

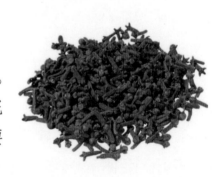

**【用法】**吃肉喝汤，佐餐食用。

**【功效】**健脾暖胃，益气补中。适用于脾胃虚寒而致胃脘隐痛，神疲乏力，纳少便溏，口淡无味，胃及十二指肠球部溃疡，慢性胃炎等病症。

## 丁香

**【性味】**味辛，性温。

**【功效】**温中降逆，温肾助阳。

**【应用】**适用于胃寒呃逆、脘腹冷痛、食少吐泻、肾虚阳痿、腰膝酸冷、阴疽等症。

# 桃酥豆泥

【原料】扁豆 150 克，黑芝麻 10 克，核桃仁 5 克，白糖 120 克，猪油 125 毫升。

【制作方法】（1）将扁豆淘净，加沸水煮，捞出挤去外皮，放入碗内，清水淹没扁豆仁，上笼蒸约 2 小时，待蒸至熟烂，取出沥水，捣成泥。

（2）将黑芝麻炒香，研细待用。

（3）将锅置火上，放入猪油，待油热时，即倒入扁豆泥翻炒，至水分将尽时，放入白糖炒匀（炒至不粘锅为度），再放入猪油、芝麻、白糖、核桃仁，溶化混合炒匀即成。

【用法】可供早晚点心食用。

【功效】健脾胃，补肝肾，润五脏。适用于脾虚失润而致大便秘结、肾虚、须发早白等症。亦可作老年人的保健益寿食品。

【说明】不能与野鸡肉一起食用。核桃性热，多食生痰动火，肺炎、支气管扩张等患者不宜食用，亦不宜与酒同食。

# 砂仁蒸猪腰

【原料】砂仁3克，猪腰1个，麻油、盐少许。

【制作方法】（1）将砂仁研末、猪腰切片。

（2）将切好的猪腰与砂仁拌匀，加盐调味，蒸熟后加麻油即可。

【用法】佐餐食用。

【功效】调中和胃，醒脾止泻。适用于脾虚久泻、消化不良，妇女的产后虚汗等症，亦可作为糖尿病患者的辅助治疗剂。

【说明】一般人群均可食用。血脂偏高者、高胆固醇者忌食。

## 砂仁

【性味】味辛苦，性温。

【功效】燥湿散寒，消食化积，除痰截疟。

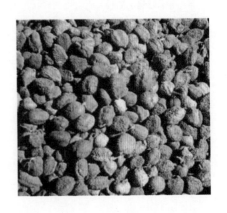

【应用】适用于寒湿内阻、脘腹胀痛、痞满呕吐、舌苔浊腻、疟疾寒热等症。

# 白术猪肚粥

【原料】粳米 100 克，猪肚 500 克，白术 30 克，槟榔 10 克，姜 20 克，盐 5 克，大葱 15 克。

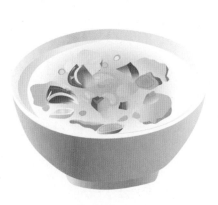

【制作方法】（1）猪肚洗净，去涎滑，将白术、槟榔、生姜捣碎，放入猪肚中，缝口，用水将猪肚煮熟，取汁。

（2）将粳米及葱白（切细）共入汁中煮熟，并加盐。

【用法】喝粥，食猪肚。每日 1 剂，3 剂为 1 个疗程，停日再行下 1 个疗程，连续 3～5 个疗程。

【功效】补中益气，健脾和胃。适用于脾胃虚弱型胃下垂，症见消化不良，不思饮食，腹部虚胀，大便泄泻不爽等。

## 白术

【性味】性温，味甘、微苦。

【功效】补气健脾、燥湿利水、止汗安胎。

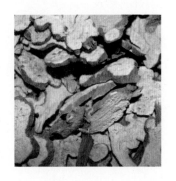

【应用】适用于脾虚食少、腹胀泄泻、痰饮眩悸、消肿、自汗、胎动不安等症。

# 麦芽山楂饮

【**原料**】炒麦芽 10 克，炒山楂片 3 克，红糖适量。

【**制作方法**】（1）先将山楂切片与麦芽分别炒焦。

（2）取炒麦芽，炒山楂加水 1 碗，共煎 15 分钟，取汁，加入红糖调味即可。

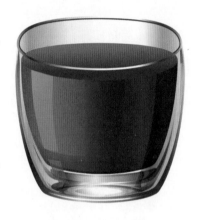

【**用法**】每日 1 剂。

【**功效**】消食化滞，健脾开胃。适用于因食积停滞胃脘而引起的呕吐、心下堵闷、厌食不饥、睡卧不宁等症。

【**说明**】山楂有强心、开胃消食、活血化瘀的作用，但不宜与人参等补药同时服用，一次也不宜食用过多，脾胃虚弱者慎食。

另外，山楂也不宜与海鲜、猪肝、柠檬同食。

# 补肝养生篇

# 生地枸杞肉丝

【原料】枸杞子、青笋、猪油各100克，猪瘦肉500克，生地片30克，白糖、酱油、食盐、味精、香油、料酒各适量。

【制作方法】（1）将猪瘦肉洗净，切成长丝；青笋切成细丝；生地切成丝；枸杞子洗净待用。

（2）炒锅加猪油烧热，再将肉丝、笋丝、生地丝同时下锅，烹入料酒，加入白糖、酱油、食盐、味精搅匀，投入枸杞子，翻炒几下，淋入香油，炒熟即成。

【用法】佐餐食用。

【功效】滋阴补肾，明目健身。适用于肝阴亏损而致体弱乏力、视力减弱、两目干涩、手足心热、自汗盗汗、大便干结等病症。

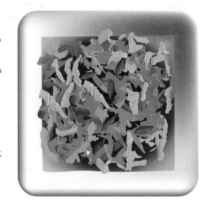

【说明】外邪实热、脾虚便溏者不宜选用。

# 玄参炖猪肝

**【原料】**玄参15克，鲜猪肝500克，菜籽油、酱油、生姜、细葱、白砂糖、料酒、湿淀粉各适量。

**【制作方法】**（1）将猪肝洗干净，与玄参同时放入锅内，加水适量，炖煮约1小时后，捞出猪肝，切成小片备用。

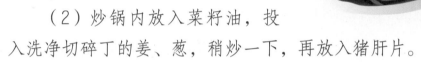

（2）炒锅内放入菜籽油，投入洗净切碎丁的姜、葱，稍炒一下，再放入猪肝片。

（3）将酱油、白砂糖、料酒混合，兑加原汤适量，以湿淀粉收取透明汤汁，倒入猪肝片中，搅拌均匀即成。

**【用法】**佐餐食用。

**【功效】**滋阴养血明目。适用于肝阴血亏虚所致的两目干涩、迎风流泪、头晕眼花、视力下降、夜盲症，以及慢性肝炎而属肝阴血虚者。

## 玄参

**【性味】**甘、苦、咸，微寒。

**【功效】**清热凉血，泻火解毒，滋阴。

**【应用】**适用于温邪入营、内陷心包、温毒发斑、热病伤阴、津伤便秘、骨蒸劳嗽、目赤咽痛、瘰疬、白喉、痈肿疮毒等症。

# 山药肉麻圆

**【原料】**山药 50 克，黑芝麻 50 克，肥厚猪肉 400 克，白砂糖 200 克，鸡蛋 3 个，湿淀粉、花生油、精盐各适量。

**【制作方法】**（1）将山药切片烘脆，研为细末，黑芝麻炒香，备用。

（2）将肥厚猪肉冲洗干净，在汤锅内煮熟，捞入凉水内泡一下，然后切成肉丁，将鸡蛋搅匀，加入山药粉、精盐、湿淀粉调和均匀成稠糊，待用。

（3）将肥肉丁装入碗内，加入调匀后的蛋糊上浆，待用。

（4）炒锅置中等火上，放入花生油烧至八成熟时，用筷子将肥肉丁一个一个地放入锅内炸，糊凝起锅，掰去棱角，再一起重炸至色黄时捞出沥油。

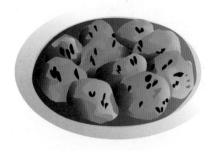

（5）将炒锅重置火上，注入少量清水，加入白糖，在小火上炒溶，待糖汁成金黄色时下入炸好的肉圆，端离火口，继续铲动，随即撒下芝麻，待芝麻都贴在肉上，倒入盘内晾凉即成。

**【用法】**佐餐食用。

**【功效】**滋阴血，补肝肾。适用于肝阴血亏虚所致的形体消瘦、腰膝酸软、头晕目眩、耳鸣失聪、头发枯焦、早白易脱、记忆力减退、皮肤干糙、瘙痒脱屑、大便燥结难下等病症。

# 首乌肝片

【原料】鲜猪肝 250 克，首乌汁 200 毫升，青菜叶少许，黄酒 10 克，混合油 500 克（实耗 75 克），醋、盐、水豆粉、酱油、姜、葱、蒜、清汤、猪油各适量。

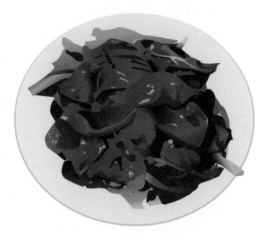

【制作方法】（1）将首乌汁放入锅内，加清水适量，煮熟至汁浓备用。猪肝剔去筋，洗净后切片；姜、葱、蒜洗净切碎；青菜叶洗净。

（2）将猪肝片加首乌汁、盐、水豆粉拌匀，另取小碗放首乌汁、酱油、黄酒、盐、醋和少许水豆粉，汤调成芡。

（3）烧热锅，放油，用大火烧至 7 ~ 8 成熟时放猪肝片快速炒透、捞出，锅内留油少许，下蒜片、姜末略煸炒，再将肝片、青菜叶下锅翻炒，然后将芡汁倒入炒匀，淋上猪油少许，下葱丝，起锅即可。

【用法】佐餐食用。

【功效】补肝明目。适用于中老年及青年学生补脑补血之用。亦可作用神经衰弱、高血压、动脉硬化、冠心病、青少年夜盲、近视等患者的辅助治疗剂。

### 首乌

**【性味】**苦、甘、涩，性微温。

**【功效】**养血滋阴，润肠通便，截疟，祛风，解毒。

**【应用】**适用于血虚而致的头晕目眩，心悸，失眠，以及肝肾阴虚而致的腰膝酸软，须发早白，耳鸣，遗精，肠燥便秘，久疟体虚，风疹瘙痒，疮痈，瘰疬，痔疮等症。

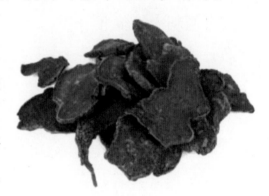

# 软炸鸡肝

【**原料**】山药50克，鸡肝200克，淀粉50克，鸡蛋2个，姜、葱、绍酒、油、盐、花椒粉、香油、胡椒粉、味精各适量。

【**制作方法**】（1）山药切片，烘干，打成粉末备用。

（2）鸡肝洗干净。

（3）鸡蛋打入碗内，加淀粉、山药粉调匀备用。

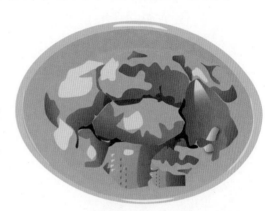

（4）鸡肝放入碗内加姜、葱、绍酒、胡椒粉、盐、味精，略加腌制后，再用蛋糊上浆拌匀。

（5）油锅烧热后，加入花生油，待油六成热时，把鸡肝下入油锅炸至黄色捞出，炸完后，再重复炸一遍。

（6）另烧油锅，下入鸡肝翻炒，放入葱花、花椒粉，淋入香油，翻炒几下装盘即成。

【**用法**】佐餐食用。

【**功效**】养肝明目，健脾消疳。适用于肝虚而致的面色萎黄、视物昏花、视力减退等症。

# 九月鸡片

**【原料】**鲜菊花50克，鸡脯肉300克，鸡蛋2个，猪油500克（实耗25克），姜10克，黄酒10克，麻油2克，鸡汤75克，淀粉25克，食盐、糖、胡椒粉、味精、葱各适量。

**【制作方法】**（1）将鸡脯洗净后切片；菊花瓣用清水轻轻漂洗干净；姜、葱洗净后切片、末。

（2）将鸡片加蛋清、食盐、黄酒、味精、胡椒粉、淀粉调匀上浆。另用小碗放食盐、白糖、鸡汤、胡椒粉、味精、淀粉、麻油调成芡汁。

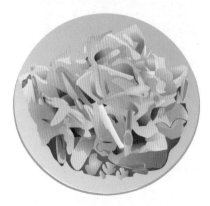

（3）炒锅烧热，放猪油烧至五成热时放入鸡片，滑散，盛起鸡片，留油50克，烧五成热时下葱、姜稍煸，即放入鸡片，烹黄酒，倒入芡汁，翻炒几下，倒入菊花，翻炒均匀。

**【用法】**佐餐食用。

**【功效】**补养五脏，祛风明目。适用于肝火上炎而致的风火眼赤、视物昏花、高血压、头晕或夜盲症、视网膜炎等症。

# 补肾养生篇

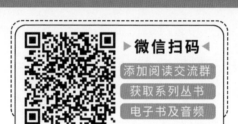

# 一品山药

【原料】生山药 500 克，面粉 150 克，核桃仁、什锦果脯、蜂蜜各适量，白糖 100 克，猪油、芡粉少许。

【制作方法】将生山药洗净，蒸熟，去皮，放入搪瓷盆中加入面粉，揉成面团，再放在盘中按成饼状，上置核桃仁，什锦果脯适量，移蒸锅上蒸 20 分钟。出锅后在圆饼上浇一层蜜糖（蜂蜜 1 汤匙、白糖 100 克、猪油和芡粉少许，加热即成）。

【用法】每日 1 次，每次适量，当早点或夜宵吃。

【功效】滋补肾阴。适用于肾阴亏损而致的消渴、尿频、遗精等病症。

【说明】制作时要把山药面团揉碾得细腻、有粘性；油炸时为防爆裂，可先用筷子在饼上扎几个小孔，供里边空气受热膨胀时逸出。

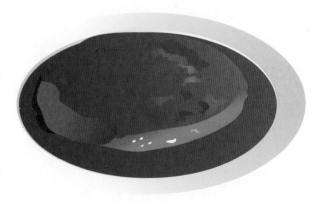

# 杜仲炒腰花

【原料】炙杜仲12克，料酒25毫升，猪腰250克，葱、味精、食盐、酱油、醋、大蒜、生姜、白糖、花椒、猪油、菜籽油及水豆粉各适量。

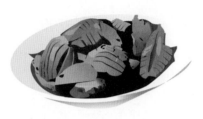

【制作方法】（1）将猪腰对剖两半，片去腰臊筋膜，切成腰花状；将炙杜仲放锅内，加清水适量，熬出药汁约50毫升。将姜切成片，葱切成段备用。

（2）取药汁的一半，加入料酒、水豆粉和食盐，并将其拌入腰花内。再加白糖、调料，混匀待用。

（3）将锅放在炉上，在武火上烧热，倒入猪油或菜籽油烧至八成热，先放入花椒，再放入腰花、葱、生姜及蒜，快速炒散，加味精，翻炒即成。

【用法】佐餐食用。

【功效】补肾填精，强筋壮骨。适用于肾虚腰痛、步履不稳、老年性听力减退及高血压病。亦可作为水肿、小便不利及遗精等症患者的辅助治疗药膳。

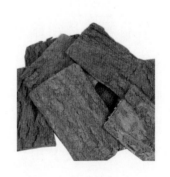

## 杜仲

【性味】苦、甘、涩，性微温。味甘、微辛，性温。

【功效】补肝益肾，强筋健骨，暖宫安胎。

【应用】适用于肝肾不足、腰痛膝软。肾虚胎动不安或习惯性堕胎等症。

# 芝麻兔

【原料】黑芝麻30克，兔子1只，生姜、葱各20克，芝麻、香油、花椒、味精、卤汁、食盐各适量。

【制作方法】（1）黑芝麻淘净沥干、炒香。

（2）兔子宰杀后去皮，去爪，去内脏，洗净，下入沸水锅内焯去血水；姜洗净拍破；葱洗净切段。

（3）锅内加清水，烧沸后投入姜、葱、花椒、食盐，将兔子肉放入，煮至六成熟时捞出稍晾凉，汤汁不用。

（4）锅内加入卤汁置火上烧沸，下入兔子肉卤熟；捞出晾凉后斩块，放入方盘内，撒上味精、香油调匀，撒入芝麻即可。

【用法】佐餐食用。

【功效】益气补虚，养阴润燥。适用于精血不足所致的眩晕、耳鸣、须发早白易脱、气血不足、食少、乏

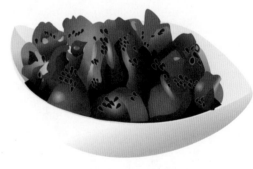

力、面色无华、阴虚口渴、消瘦、老年便秘、产后缺奶等症。

【说明】由于兔肉性凉，所以寒冬及初春季节应少食。兔肉也不能与鸭血同食，否则易致腹泻。

# 核桃鸭子

【原料】仔鸭1只，鸡泥100克，核桃仁200克，荸荠150克，鸡蛋1个，素油、玉米粉、姜、葱、黄酒、盐、味精各适量。

【制作方法】（1）将核桃仁、荸荠捣碎。

（2）从鸭子背上剖开，除去内脏，洗净，放入沸水锅内焯一下，取出，放入盆内，加葱、姜、黄酒、盐少许，上笼蒸熟，将鸭子取出晾凉后，拆去骨，斩两片，去皮。另用鸡泥、蛋清、玉米粉（淀粉）、味精、黄酒、盐调成糊，再将碎核桃仁、荸荠加入蛋清糊内，将糊涂抹在鸭子内膛肉上。

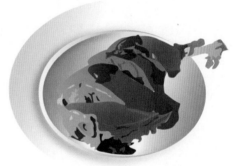

（3）将鸭子放入已烧至六成热的油锅内炸酥，捞出沥去油，切成长条，装盘即成。

【用法】佐餐食用。

【功效】补肾、益肺、润燥。适用于肺虚久咳、肾亏腰疼、尿路结石等症。

【说明】一般人群均可食用。对于素体虚寒，受凉引起的不思饮食，胃部冷痛，腹泻清稀，腰痛及寒性痛经以及肥胖、动脉硬化、慢性肠炎者应少食；感冒患者不宜食用。

# 鲜奶玉液

【原料】粳米 60 克，炸核桃仁 80 克，生核桃仁 45 克，牛奶 200 毫升，白砂糖 12 克。

【制作方法】（1）粳米洗净后用水浸泡 1 小时捞出，滤干水分和生核桃仁、炸核桃仁、牛奶、清水拌匀磨细，再用漏斗过滤取汁。

（2）将汁倒入锅内，再在锅内注入清水浇沸，加入白砂糖全部溶化后，过滤去渣再烧沸，将滤液慢慢倒入锅内搅匀烧沸即成。

【用法】空腹饮用或早晚佐食饮用。

【功效】补脾肾，益肺，润燥强身。适用于肾虚气弱而致的咳嗽、气喘、腰痛及津亏肠燥便秘等症。并可作为病后体虚、神经衰弱、慢性支气管炎、性功能低下、老年便秘患者的膳食。

【说明】一般人群均可食用。糖尿病患者不宜多食。

# 熘核桃肉

【原料】核桃仁 50 克，猪里脊肉 150 克，鸡蛋 1 个，糖 50 克，醋 15 克，盐、酒、酱油、淀粉各适量，葱 20 克、姜 10 克、植物油 200 毫升。

【制作方法】（1）取核桃仁，去内皮，在温油中炸熟，并掰成小碎块待用；选猪里脊肉片成方薄片，用少许细盐和酒腌片刻，并将核桃仁包在肉片内，做成一个个小球；用 1 个鸡蛋加适量淀粉调成蛋糊，将包有核桃的肉球裹糊下热油锅中炸熟。

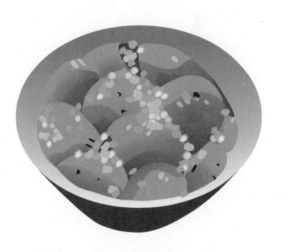

（2）另取一只锅，加少许油烧热，放少许葱、姜，炸一下，兑上适量的清水，加少许酱油、糖、醋和淀粉，制成酸甜的糖醋汁，将炸好的核桃肉倒在锅内的汁中，翻匀裹匀即成。

【用法】佐餐食用。

【功效】补肾强筋，壮阳固精。适用于肾虚耳鸣、头晕、失眠、健忘、心悸、食欲不振、腰膝酸软、全身无力等症。

# 常见病药膳

# 防治心悸药膳

## 桂圆姜枣蜜方

【原料】桂圆肉 250 克，红枣 250 克，蜂蜜 250 克，姜汁适量。

【制作方法】红枣洗净，与桂圆肉一同放入锅内，加水适量，置武火上烧沸，改用文火煮至七成熟，加入姜汁、蜂蜜，搅匀，煮熟，起锅，待冷后装入瓷缸或瓶内，封口待用。

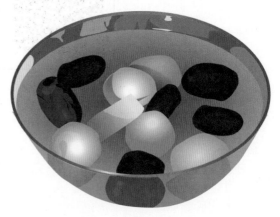

【用法】每日早晚空腹食桂圆肉和红枣各 6～8 粒，饮服药汁 30 克。

【功效】益脾胃，养心血。适用于心脾血虚证所出现的食欲不振、面色萎黄、心悸怔忡、健忘失眠等症。

# 红枣鸭子

【原料】家鸭1只（约1500克），大红枣120克，料酒、湿淀粉、胡椒粉、生姜、细葱、味精、精盐各适量。

【制作方法】（1）将鸭子宰杀后放尽血，除净毛，剁去嘴、脚爪，剖开并清除内脏，洗干净后放入开水锅中余一下。

（2）将红枣、生姜、细葱洗干净，姜切片，葱切段，备用。

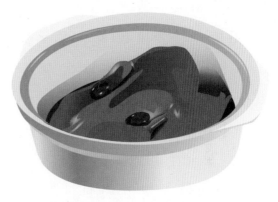

将鸭子擦干水，用料酒抹遍全身，放入油锅内炸至淡黄时，捞出沥干油。

（3）将砂锅置武火上，掺入适量清水，放鸭子烧开，撇去浮沫加入姜、葱、胡椒粉、料酒，改用文火煨至七成熟时，加入红枣、盐，待鸭、枣烂熟后，捞出鸭子放入盆中，拣去姜、葱，在原汤汁中加入味精、湿淀粉勾成芡汁，淋注于鸭子上即成。

【用法】佐餐食用。

【功效】滋阴清热，益气健脾，利水消肿。适用于阴液亏虚所致的心悸心烦、失眠多梦、骨蒸劳热、午后低热。

# 防治失眠药膳

## 清脑茶

【原料】炒决明子 250 克，甘菊 30 克，夏枯草 30 克，五味子 30 克，麦冬 60 克，枸杞子 60 克，制首乌 30 克，橘饼 30 克，桂圆肉 60 克，黑桑葚子 120 克。

【制作方法】将以上诸药共研为精末。

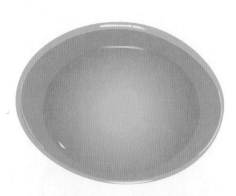

【用法】每次 15 克，每日 2 次，开水冲泡代茶饮服。

【功效】清肝明目，荣脑益智。适用于心肾阴虚、肝肾阴虚所致的头昏眼花、视物模糊、头晕耳鸣、心烦口渴、失眠多梦、心悸不宁等症。

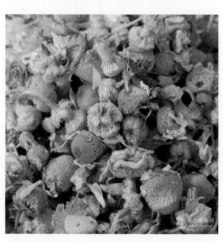

### 甘菊

【性味】味微苦、甘，性凉。

【功效】清热祛湿。疏风，清热，平肝，明目，解毒。

【应用】用于湿热黄疸。

主治外感风热、头痛、头昏、眩晕、目赤、高血压病、疔疮、肿毒等症。

### 夏枯草

【性味】味甘、辛、微苦，性寒。

【功效】清泄肝火、散结消肿、清热解毒、祛痰止咳、凉血止血。

【应用】适用于淋巴结核、甲状腺肿、乳痈、头目眩晕、口眼歪斜、筋骨疼痛、肺结核、血崩、带下、急性传染性黄疸型肝炎及细菌性痢疾等症。

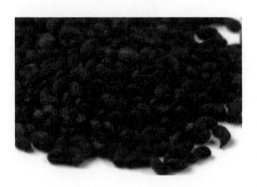

### 五味子

【性味】味酸、甘，性温。

【功效】收敛固涩、益气生津、补肾宁心。

【应用】适用于肺虚咳嗽、津亏口渴、自汗、慢性腹泻、神经衰弱等症。

### 麦冬

【性味】味甘、微苦，性微寒。

【功效】养阴清热、润肺止咳。

【应用】适用于热病伤津、心烦、口渴、咽干、肺热燥咳、肺结核咯血、咽喉病等症。

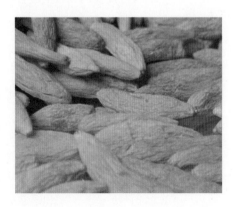

# 茯苓龙眼肉粥

【原料】茯苓30克，龙眼肉、粳米各100克，白糖适量。

【制作方法】（1）将粳米淘洗干净；龙眼肉洗净。

（2）砂锅置火上，加入适量清水、粳米，再加入龙眼肉、茯苓末，共煮成粥，调入白糖即成。

【用法】每天早晚可各热服1～2碗。

【功效】益心脾，安心神。适用于更年期心悸、失眠、健忘、贫血等症。

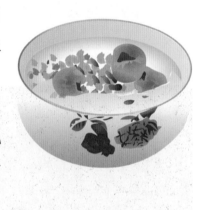

【说明】龙眼粥每次用量不宜过大，量过了会引起中满气壅。凡风寒感冒、恶寒发热或舌苔厚腻者忌用。

## 茯苓

【性味】味甘、淡，性平。

【功效】利水渗湿、益脾和胃、宁心安神。

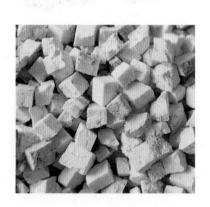

【应用】适用于小便不利、水肿胀满、痰饮咳逆、呕吐、脾虚食少、泄泻、心悸不安、失眠健忘、遗精白浊等症。

# 防治脑卒中、高血压药膳

## 九月肉片

【原料】菊花瓣（鲜）100克，猪瘦肉600克，鸡蛋3个，鸡汤150克，食盐3克，绍酒20克，胡椒粉2克，芝麻油3克，葱、姜各20克，湿淀粉50克，白砂糖、味精适量，猪油1000克。

【制作方法】（1）将猪瘦肉去皮、筋后切成薄片；菊花瓣用清水轻轻洗净，用凉水漂上；姜、葱洗净后都切成指甲片大小；鸡蛋去黄留清。

（2）肉片用蛋清、食盐、绍酒、味精、胡椒粉、淀粉调匀浆好。用食盐、白砂糖、鸡汤、胡椒粉、味精、湿淀粉、芝麻油兑成汁。

（3）炒锅置武火上烧热，放入猪油1000克，待油5成热时放入肉片，滑散后用漏勺捞出沥油，锅接着上火，放进50克熟油，随之把兑好的汁搅匀倒入锅内，先翻炒几下，接着把菊花瓣倒入锅内，翻炒均匀即可。

【用法】佐餐食用。

【功效】清热、明目、祛风、平肝、养血、益寿。适用于虚风上作之头昏头痛、眼花干涩等症，并可作为高血压、冠心病患者之膳食。身体虚弱或无病者常食，能健身益寿，美容润肤。中老年人是为适宜。

# 陈皮鸽松

【原料】鸽肉240克，陈皮15克，芹菜500克，荸荠90克，泡红辣椒15克，虾片60克，炒熟芝麻6克，葱、姜、蒜、盐、白糖、醋、味精、酱油、麻油、鸡蛋清、胡椒粉、料酒、花生油、湿淀粉及猪油各适量。

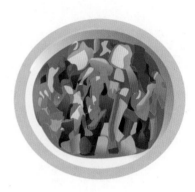

【制作方法】（1）将鸽肉剔去筋皮，洗净，沥干水分，切成细末；芹菜抽净筋，洗净，切成末；荸荠去皮拍碎；泡红辣椒切成末；陈皮洗净，泡软，切成末；葱、姜、蒜切成末。

（2）鸽肉中放入盐、鸡蛋清、湿淀粉调匀浆好，再放入麻油拌匀。用料酒、酱油、白糖、胡椒粉、味精兑成汁。

（3）用热花生油把虾片炸一下，炸熟捞出，放入盘内。

（4）将锅烧热，放入猪油，把鸽肉炒散，倒入漏勺。再将锅烧热，放入油、陈皮，先炒一下，再把荸荠、葱、姜、蒜、泡红辣椒入锅炒匀，然后放入鸽肉，接着把兑好的汁由锅边倒入，用手勺推动。将芹菜末放锅中炒匀，淋入醋、麻油，起锅盛入盘内，撒上芝麻，把虾片转在周围即成。

【用法】佐餐食用。

【功效】适用于肝肾不足而致的高血压眩晕，脑血管痉挛，或可作为脑外伤后遗症患者（有健忘、头痛等症状）的辅助膳食。健康人食用更能增强记忆力、增进食欲、增强体质。

# 防治冠心病药膳

## 豆腐浆粥

【原料】豆浆汁 500 克，粳米 50 克，白砂糖或细盐适量。

【制作方法】将豆浆汁、粳米同入砂锅内，煮至粥稠，以表面有粥油为度，根据个人口味加入白砂糖或细盐即可食用。

【用法】每日早晚餐温热食用。

【功效】补虚润燥。适用于动脉硬化、高血压、高脂血症、冠心病及一切体弱患者。

【说明】

适用于糖尿病伴高血压、冠心病者，糖尿病、肾病、肾衰者不宜服用。

# 五加丹参焖鸭

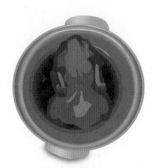

【原料】鸭子1只（约重2000克），五加皮20克，丹参20克，精盐、料酒各10克，味精、白糖各适量，葱15克，姜10克，淀粉少许，鸡汤150克，鸡油75克。

【制作方法】（1）五加皮、丹参用水洗净，切片，混合后用水煮提取五加皮、丹参浓缩液40克。

（2）将鸭子从背部剖开洗净，鸭脯向下放在瓷盆内，加入盐5克，料酒、葱各5克，上笼蒸1小时左右取出。

（3）将鸭脯向下放入锅内，加原汤、鸡汤、五加皮、丹参浓缩汁及调料，上火焖5分钟，取出后向上扣在圆盘内。再将汤用鸡油加淀粉勾成汁，浇在鸭子上面即成。

【用法】佐餐食用。

【功效】补心滋阴，适用于心阴不足而致的冠心病胸闷或心绞痛、肺阴虚咳喘、糖尿病和胃阴虚的慢性胃炎、津亏肠燥引起的大便秘结等症。

## 五加皮

【性味】味辛、苦，性温。

【功效】祛风湿，补肝肾，强筋骨，利水。

【应用】适用于风湿痹证，筋骨痿软，小儿行迟，体虚乏力，水肿，脚气等症。

# 防治头痛药膳

## 天麻猪脑盅

【原料】天麻片15克，猪脑1副，冬菇3朵，葱、姜、料酒、味精及鸡汤各适量。

【制作方法】（1）天麻片用温水洗净；猪脑挑去血筋；冬菇洗净泡软。

（2）小盅内倒入适量鸡清汤（无鸡汤时猪骨汤亦可），加入葱、姜、料酒、冬菇、猪脑、天麻片，放蒸笼内隔水蒸20分钟。

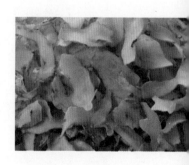

（3）上桌前加入味精少许，调好味。

【用法】食猪脑并饮汤。

【功效】有补脑、镇静、安神、养心的作用。适用于神经衰弱患者食用，并适宜于因用脑过度而引起的头晕、头痛、失眠、记忆力减退等症患者食用。

【说明】猪脑中胆固醇含量很高，高胆固醇血症以及冠心病人忌食。猪脑不可与酒、盐同食。

### 天麻

【性味】味甘，性平。

【功效】平肝潜阳，熄风止惊，通经活络。

【应用】适用于头痛眩晕、肢体麻木、小儿惊风、癫痫抽风等症。

# 天麻什锦饭

【原料】天麻 2 克，鸡肉 20 克，竹笋 50 克，胡萝卜 50 克，香菇 15 克，小芋头 1 个，青豌豆 20 克，粳米 150 克，酱油、白砂糖、黄酒各适量。

【制作方法】（1）天麻浸温水中 1 小时，使其柔软；鸡肉用温水洗一下，切成细丁；香菇放水中浸透，洗净，切成丝；小芋头去皮，洗净，切成小块；笋及胡萝卜分别洗净，切成小薄片。

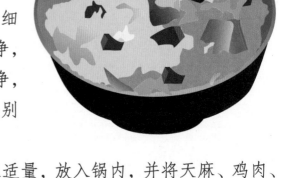

（2）粳米淘净，加水适量，放入锅内，并将天麻、鸡肉、香菇、青豌豆、芋头、笋及胡萝卜与酱油、白砂糖、黄酒一并放入，拌匀，煮作饭。

【用法】中、晚餐食用。

【功效】有补肾健脑、镇静安眠作用。适宜于脑力劳动者脑疲惫而致的头痛、头晕、健忘等病症。

【说明】天麻对治疗感冒引起的头痛头晕不合适，而适合于内风所致的头晕。

# 防治痴呆药膳

## 韭菜炒鲜虾

【原料】韭菜 250 克，鲜虾 400 克，菜籽油、葱、生姜、绍酒各适量。

【制作方法】(1)将韭菜洗净，切段；鲜虾剥去壳，洗净；葱切成段；生姜切成米粒大小。

(2)将锅烧热，倒入菜籽油，烧沸，放入葱爆锅，倒入虾仁和韭菜，放入姜、绍酒，连续翻炒熟，起锅即成。

【用法】佐餐食用。

【功效】益精壮阳。适用于肾虚脑髓失养而致健忘痴呆、腰腿无力、盗汗、遗精、阳痿、遗尿等症。

【说明】阴虚内热或患疮疡、目疾的病人不宜食用本品，且不宜与蜂蜜同食。

# 人参蒸鸡

【原料】小公鸡1只（约750克），人参30克，精盐、味精、料酒、清汤、胡椒粉各适量。

【制作方法】（1）将鸡宰杀去头、翅、颈，出水；将人参用温水洗净泥沙。

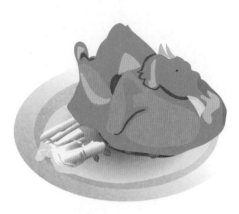

（2）取汤盅一只，将人参及鸡放入，加清汤、精盐、味精、料酒、胡椒粉，盖上笼蒸1小时即可。

【用法】中、晚餐佐餐食用。

【功效】有补益脾胃、润肺生津、增强抵抗力、抗疲劳及提高工作效率等作用；具有抗衰老、防痴呆的作用。

【说明】实热证、湿热证及正气不虚者禁服。

# 防治哮喘药膳

## 杏仁豆腐

【原料】苦杏仁 150 克，洋菜
9 克，白糖 60 克，奶油 60 克，糖
桂花、菠萝蜜、橘子、冷甜汤各适量。

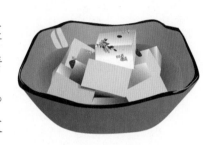

【制作方法】（1）将苦杏仁放
入适量水中，带水磨成杏仁浆。

（2）将锅洗净，放入冷水 150 克，加入洋菜，置火上
烧至洋菜溶于水中，加入白糖，拌匀，再加杏仁浆拌透后，
放入奶油拌匀，烧至微滚，出锅倒入盆中，冷却后，放入冰
箱中冻成块，即为杏仁豆腐。用刀将其划成菱子块，放入盆中，
撒上桂花，放上菠萝蜜、橘子，浇上冷甜汤或汽水，即可食用。
每人每天约食 1/15。

【用法】可作点心吃。适宜于夏季早、晚食用。

【功效】利肺祛痰，止咳平喘。适用于各种咳嗽、气喘
的辅助治疗。

【说明】南杏仁和北杏仁皆可用于杏仁豆腐制作，为了
入味和滑润，使用去皮杏仁为好；但北杏仁在去皮后，一定
要泡至微苦或不苦！

# 牛奶枸杞鹌鹑蛋

【原料】牛奶1杯，白糖适量，鹌鹑蛋5个，枸杞子5克。

【制作方法】将洗净的枸杞子与牛奶煮沸后，将鹌鹑蛋逐个打入，加白糖适量煮熟即可。

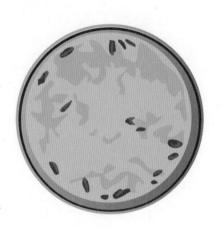

【用法】早、晚餐食用。

【功效】本品乳白晶莹，味甜爽口。滋补营养，养肺益肾。适用于哮喘、胸膜炎、心脏病、神经衰弱及体质虚衰等症患者。健康人常食可增加营养，增强体质和免疫力。

# 白果鸡丁

【原料】嫩鸡肉 500 克，白果 200 克，鸡蛋 2 个（用蛋清），盐、白糖、黄酒、味精、生豆粉、麻油、葱段、猪油、鲜汤少许。

【制作】(1) 将鸡肉切成 1.2 厘米见方的丁，放入碗内加蛋清、盐、生豆粉拌和成浆，白果剥去硬壳，下油锅爆至六成热时捞出，削去薄衣，洗净待用。

（2）锅烧热，放猪油烧至六成热时将鸡丁下锅炒散，再放白果炒匀，炒至鸡肉熟后捞出沥去油。

（3）原锅内留猪油（25克），抽葱段入锅，随即烹黄酒，加汤、盐、味精、鸡丁、白果，翻炒几下，用水豆粉勾芡，搅匀后淋上麻油，再翻炒几下，起锅装盘即成。如一人食用可分次。

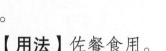

【用法】佐餐食用。

【功效】止咳定喘。适用于老年人肺虚咳嗽痰多、哮喘、小便频数及妇女崩漏带下等症。亦可作为病后体虚及肺癌患者的辅助治疗剂。

# 玉参焖鸭

【原料】玉竹 50 克，沙参 50 克，老鸭 1 只，葱、姜、盐、味精适量。

【制作方法】（1）将老鸭宰杀后除去毛和内脏，洗净。

（2）将鸭放入砂锅（或烧锅）内，放入玉竹、沙参，加水适量，置武火上烧沸，再用文火焖煮 1 小时以上，至鸭肉酥烂时，放入调料及葱、姜。

【用法】吃肉喝汤，佐餐食用。

【功效】补肺，滋阴。适用于肺阴虚咳喘、胃阴虚的慢性胃炎、糖尿病等症。

## 沙参

【性味】味甘、微苦，性微寒。

【功效】养阴清热，润肺化痰，益胃生津。

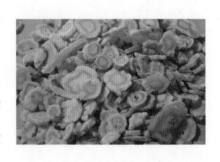

【应用】适用于阴虚久咳、痨嗽痰血、燥咳痰少、虚热喉痹、津伤口渴等症。

# 防治气管炎药膳

## 花椒煨梨

【原料】花椒50粒，大雪梨1个，冰糖30克，面粉50克。

【制作方法】（1）将雪梨削去外皮，用筷子在表面戳小孔，并将花椒逐粒按入梨内。

（2）将面粉用水调湿，揉成面团，擀成圆皮，包在雪梨表面，放入烘箱内或在铁锅内小火烘熟。剥去面皮，挑出花椒，将梨装在盘内。

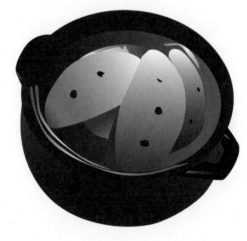

（3）将冰糖放锅内加少许水炼成糖汁，浇在雪梨的面上。

【用法】喝汤吃梨，早晚各一个。

【功效】润肺，平喘，化痰止咳。适用于肺热内蕴、风寒外袭而致的急慢性气管炎，症见咳嗽咳痰、畏寒怕冷等病症。

【说明】梨子以正宗的雪梨为最佳，因为雪梨的止咳效果是最好的。

# 黄精川贝杏仁

【原料】甜杏仁 18 克，黄精 18 克，川贝 15 克，猪五花肉（带皮）500 克，冰糖 30 克，猪油、葱、姜、酱油、料酒湿淀粉各适量。

【制作方法】（1）猪肉洗净，切成方肉块；杏仁用水泡透，去外皮，加入洗净的黄精、川贝母，用纱布包发；葱、姜切成段或片。

（2）铁锅放在旺火上，倒入猪油，加冰糖 15 克炒成深红色，再放入肉块一起翻炒。当肉块呈红色时即下葱段、姜片、酱油、料酒，并加清水至浸没肉块，将包好的杏仁放入同煮。

（3）待汤烧开后倒入砂锅内微火炖煮，并随时翻动。待肉块至六七成熟时，再放入冰糖 15 克，炖到九成熟时将杏仁取出；去掉纱布，将杏仁平铺在碗底，把炖好的肉块（皮朝下）摆在杏仁上，倒入一些原汤。上蒸笼蒸烂熟后取出，扣在盘里。然后将剩下的原汤烧开，加入湿淀粉勾成粘汁，浇在肉上。

【用法】佐餐食用。

【功效】补肺润肠，止咳定喘。适用于慢性支气管炎等慢性咳喘、便秘等症。亦可作为癌症患者的辅助食品。

### 黄精

**【性味】**味甘，性平。

**【功效】**养阴润肺，补脾益气，滋肾填精。

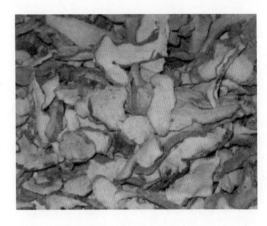

**【应用】**适用于阴虚劳嗽、肺燥咳嗽、脾虚乏力、食少口干、消渴；以及肾亏腰膝酸软、阳痿遗精、耳鸣目暗、须发早白、体虚羸瘦、风癞癣疾等症。

# 防治消化不良药膳

## 莲子鸡丁

【原料】净鸡肉 250 克，莲子 60 克，料酒 10 毫升，香菇 10 克，鸡油 6 毫升，水发玉兰片 10 克，熟猪油 60 毫升，火腿 6 克，玉米粉（或淀粉）10 克，蛋清 1 个，盐、味精适量，鸡清汤 60 克。

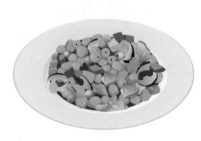

【制作方法】（1）将鸡肉去筋，切成鸡丁，用蛋清和玉米粉（或淀粉）拌匀；把香菇、玉兰片、火腿均切成小菱形块；将莲子去芯后煮熟，沥去水分备用。

（2）将鸡丁用热油炒至七成熟，沥去油，再放入配料、料酒、盐，勾上玉米粉或淀粉，淋上鸡油 6 克，加入莲子，翻炒几下，待出锅时放上味精即可。

【用法】佐餐食用。

【功效】本品清香鲜嫩，爽口不腻，健脾补肾，养心强身。适宜于食欲不振、消化不良、肢软无力、失眠、心烦不安等患者食用。遗尿、遗精患者食用也甚相宜。健康人食用能防病强身。

【说明】老人、病人、体弱者更宜食用。平素大便干结难解，腹部胀满之人忌食。

# 山药大枣粥

**【原料】**糯米 250 克，山药 30 克，枣 30 克。

**【制作方法】**（1）山药切碎，将枣浸泡去核，洗干净；糯米浸泡 20 分钟。

（2）糯米用旺火煮开，再用文火熬 15 分钟；八成熟的时候放入红枣，然后再将山药粉放入锅中，搅拌均匀后，继续熬制 15 分钟即可。

**【用法】**可供早点或晚餐服食。

**【功效】**具有补中益气、健脾养胃之效，对脾胃虚寒、食欲不佳，腹胀腹泻有一定缓解作用；也可防治老年人患有消化不良、夜尿过多等症。

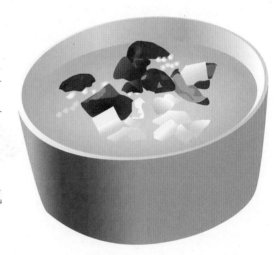

**【说明】**痰湿较重的肥胖中老年人忌食。

# 防治肝火药膳

## 枸杞蒸鸡

【原料】母鸡1只（1500克），清汤1250克，枸杞子30克，料酒10克，盐、葱、姜、胡椒粉各适量。

【制作方法】（1）将母鸡去毛、去爪，在鸡肛门部开膛，挖去内脏，洗净；枸杞子洗净；葱切成段；姜切成片。

（2）将枸杞子装入鸡腹内，然后放入钵内（腹部向上），摆上姜、葱，注入清汤、盐、料酒、胡椒粉，隔水蒸2小时取出，拣去姜、葱，尝好咸淡，即可上桌。

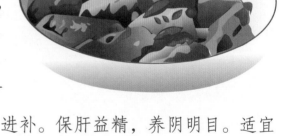

【用法】佐餐食用。

【功效】本品香醇可口，色泽黄润，四时均可进补。保肝益精，养阴明目。适宜于头晕、眼花、耳鸣、乏力等肝肾不足之患者及慢性肝炎、早期肝硬化、贫血等患者食用。

【说明】少吃辛辣或者刺激性食物。

# 防治肝硬化药膳

## 蘑菇炒螺肉

【**原料**】螺肉90克，蘑菇250克，姜丝、葱花、酒、湿淀粉少许。

【**制作方法**】（1）选肥大田螺，用清水养过，去净泥污，用水略煮捞起，去壳取肉；蘑菇洗净，剖去根部污泥，用开水焯过，滤干水分。

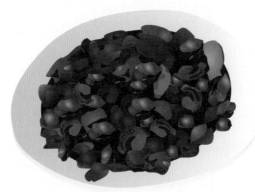

（2）起油锅，下姜丝爆香螺肉，取起。另起油锅，放入蘑菇，调味，烹酒，放入螺肉略炒，下葱花，用湿淀粉打芡，炒匀即可，随量食用。

【**用法**】佐餐食用。

【**功效**】补气健脾，除湿退黄。适用于早期肝硬化属脾虚食少或急性黄疸型肝炎属湿热者，症见食少、黄疸、小便短少等病症。

【**说明**】脾胃虚寒者不宜食用本品。

# 青蛤汆鲫鱼

【原料】青蛤 300 克，活鲫鱼 1 条，重约 500 克，鲜牛奶 100 克，香菜 50 克，精盐少许，料酒 25 克，白糖、醋、味精各适量，葱、姜各 25 克，水淀粉 15 克，鸡清汤 750 克，熟鸡油 10 克，植物油 200 克。

【制作方法】（1）鲫鱼去鳞、鳃及内脏，洗净，用刀在鱼背脊上划两斜刀，然后两面抹上水淀粉。取锅上旺火烧热，倒入植物油，将油烧至七成热时下入鲫鱼，两面稍煎一下，

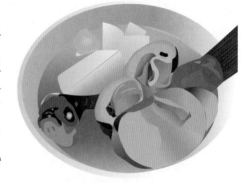

不能上色，即刻倒入鸡清汤，加入料酒、精盐、葱、姜，然后，用旺火煮开，煮约 15 分钟后，撇净浮沫，捞出葱姜，微火继续汆煮。

（2）将青蛤用小刷子洗干净后，下入鲫鱼锅内一同汆煮。

（3）待鲫鱼、青蛤肉煮熟时，下入味精、白糖、鲜牛奶。开锅后，起锅淋熟鸡油，盛入鱼盘中，外带姜末、醋一小碟。香菜择洗干净，消毒切末，放入另一小碟，即可上桌。

【用法】佐餐食用。

【功效】滋阴利水，补益肝肾。适用于肝硬化腹水属肝阴不足而致腹大如鼓、腹胀纳少、下肢浮肿、神疲乏力、手足心热、舌尖无苔等病症。

# 抗癌养生篇

# 肝癌药膳

## 归参鳝鱼

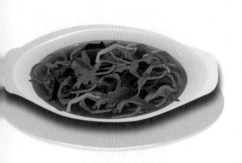

【原料】当归15克，党参15克，鳝丝500克，黄酒30克，酱油30克，白糖30克。味精、水淀粉、麻油等适量。

【制作方法】把当归和党参一起放在碗里，加100克水，隔水蒸20分钟左右。锅在旺火上烧热后，放少许油、葱花、姜末，煸出香味，将鳝丝倒入煸炒，接着加入黄酒、酱油、白糖，炒匀，将蒸过的当归、党参倒进去，加30克鲜汤，用小火焖煮5分钟左右。出锅装盘前，放少许味精，用水淀粉勾芡，浇点儿熟油，再淋些麻油即可。

【用法】佐餐食用。

【功效】补气生血，通络定痛。本膳适用于肝癌、面黄肌瘦、疲倦乏力者。

### 党参

【性味】味甘，性平。

【功效】有补中益气、止渴、健脾益肺、养血生津。

【应用】适用于脾肺气虚、食少倦怠、咳嗽虚喘、气血不足、面色萎黄、心悸气短、津伤口渴、内热消渴等症。

# 薏苡仁炖鸭

【原料】嫩鸭1只（约1500克），薏苡仁250克，胡椒粉1.5克，食盐5克，味精1.5克。

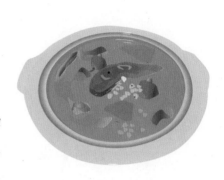

【制作方法】（1）光鸭洗净（如活鸭则经宰杀、煺毛、去内脏），入沸水锅内氽一下；薏苡仁洗净。

（2）铝锅内加入开水2000克，将氽过的鸭子和淘洗干净的薏苡仁，用旺火烧沸，改小火以保持沸而不腾，炖至肉烂即可（约1个多小时）。出锅前加上胡椒粉、食盐和味精即成。

【用法】佐餐食用。

【功效】利水祛湿，健胃滋补。适用于肝癌体质虚弱、情绪低落者。薏苡仁能抑制癌细胞的增殖，增强肾上腺皮质功能，升提白细胞和血小板，是一种较理想的抗癌食品。其性微寒而不伤胃，益脾而不滋腻。本膳和鸭肉配伍，药性和缓，对多种肿瘤均可使用。

## 薏苡仁

【性味】味甘、淡，性凉。

【功效】利水渗湿，健脾止泻，清热排脓。

【应用】适用于泄泻、湿痹、筋脉拘挛，屈伸不利、水肿、脚气、肺痿、肺痈、肠痈、淋浊等症。

# 肺癌药膳

## 枇杷叶粥

【原料】枇杷叶 15 克（鲜品 60
克），粳米 100 克，冰糖少许。

【制作方法】先将枇杷叶用布包
入煎，取浓汁后去渣。或将新鲜枇杷
叶刷尽叶背面的茸毛，切细后煎汁去
渣，入粳米煮粥，粥成后入冰糖少许，
煮成稀粥。

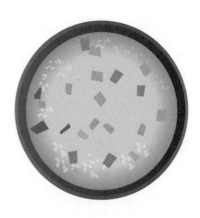

【用法】每日早晚温热服用。持续 3 ~ 5 天。

【功效】清肺化痰，止咳降气。本膳主要适用于肺癌热
性咳嗽，咳吐黄色脓痰或咳血者。

【说明】枇杷叶要选用经霜老叶，煎汁前，务必把茸毛
去干净，或用布包煎汁。

### 枇杷叶

【性味】味苦，微寒。

【功效】清肺止咳，降逆止呕。

【应用】适用于肺热咳嗽、气逆喘
急、胃热呕吐、哕逆等症。

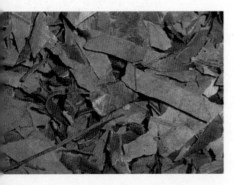

# 补虚正气粥

**【原料】**炙黄芪50克，党参5克，粳米150克，白糖少许，清水适量。

**【制作方法】**将炙黄芪、党参切成薄片，用冷水浸泡半小时，入砂锅煎沸，再改用小火煎取浓汁，把粳米和药液、清水加在一起，文火煮至粥熟。粥成后，入白糖少许，稍煮一下即可食用。

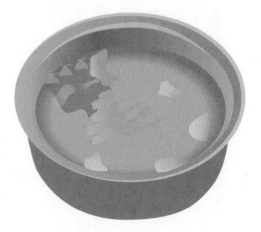

**【用法】**早晚各用一份。

**【功效】**补气扶虚，健脾益胃。适用于肺癌正气不足，食欲不振者。芪、参和粳米同煮为粥，不仅起到协同作用，还有助于参、芪有效成分在肠胃的消化吸收。

**【说明】**服粥期间忌食萝卜和茶叶。

# 食管癌药膳

## 三心烩丹参

【原料】丹参15克，猪心1只，鸡心6只，鸭心6只，酱油30克，白糖30克，鲜汤100克，葱花、姜末适量，味精、淀粉、熟油少许。

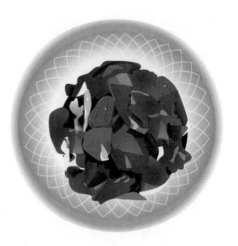

【制作方法】(1) 碗里放丹参15克加清水，隔水用旺火蒸30分钟取出。把猪心、鸡心、鸭心外的油剔除，分别切成薄片。

(2) 锅内放油烧至5成热时，将猪心、鸡心、鸭心放入爆锅，一变色即取出；在锅里所剩的余油内，放入葱花和姜末，煸香后，放30克酱油、30克白糖和鲜汤，再倒入爆过的猪心、鸡心、鸭心，稍煮一下，放味精，用水淀粉勾芡并浇些熟油，撒少许葱花即可。

【用法】佐餐食用。

【功效】活血化瘀，排脓止痛。适用于食管癌疼痛不安者。

丹参

【**性味**】味苦，微寒。

【**功效**】活血调经，祛瘀止痛，凉血消痈，除烦安神。

【**应用**】适用于月经不调、闭经痛经、产后瘀滞腹痛、血瘀心痛、脘腹疼痛、症瘕积聚、跌打损伤、风湿痹证、疮痈肿毒、热病烦躁神昏、心悸失眠等症。

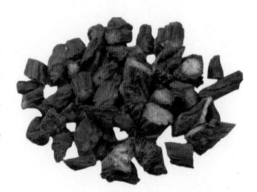

# 胃癌药膳

## 参苓粥

【原料】人参5克,白茯苓20克,生姜3克,粳米100克。

【制作方法】先将人参、生姜切成薄片,把茯苓捣碎,三味合并,浸泡半小时,煎取药汁,再次倒入清水煎药取汁,将一、二煎药汁合并,分早晚两次同粳米煮粥服食。

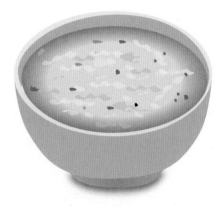

【用法】早、晚餐空腹食用。

【功效】益气补虚,健脾养胃。适用于胃癌反胃呕吐、大便稀薄者。

# 参须炖汤

【原料】当归5克，党参25克，人参须3克，枸杞17克，山药33克，桂圆肉17克，排骨200克，猪瘦肉100克，食盐、胡椒粉适量。

【制作方法】当归、党参等中药用布袋扎好，和排骨、瘦肉一起炖煮，先大火后小火，煮3~4小时，捞出药袋，加盐、胡椒粉调味即可。

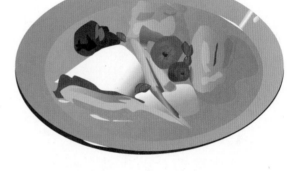

【用法】每次饮用1小碗，喝汤吃肉。

【功效】清润开胃，益气健脾。适用于胃癌手术后调理食疗。

当归

【性味】味甘、辛，性温。

【功效】补血调经，活血止痛，润肠通便。

【应用】适用于血虚诸证、血虚血瘀、月经不调、经闭、痛经、虚寒性腹痛、跌打损伤、痈疽疮疡、风寒痹痛、血虚肠燥便秘等症。

# 乳腺癌药膳

## 蒲公英粥

【原料】蒲公英50克（鲜品用量80克），粳米100克。清水适量。

【制作方法】蒲公英洗净，切碎，煎取药汁，去渣，入粳米同煮为粥。宜稀不宜稠。

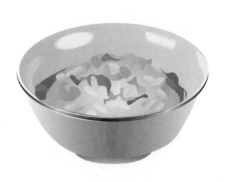

【用法】每日2～3次，稍温服。持续3～5天。

【功效】清热解毒，消肿散结。适用于缓解乳腺癌红肿疼痛。

### 蒲公英

【性味】味甘、微苦，性寒。

【功效】清热解毒，消肿散结，利湿通淋。

【应用】适用于痈肿疔毒、乳痈内痈、热淋涩痛、湿热黄疸等症。

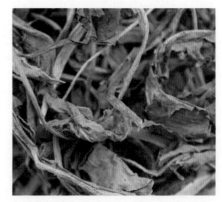

# 干贝豆腐汤

【**原料**】银耳 10 克，干贝 50 克，豆腐 500 克，鸡茸（或鱼茸）150 克，蛋清 4 个，猪肥膘 100 克，鸡清汤 750 克，盐、味精、青菜汁、菱粉少许。

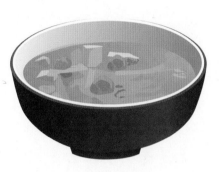

【**制作方法**】干贝置碗中，放水少许，上笼蒸熟；银耳以水发胀；豆腐拓泥。肥膘斩茸，与鸡茸同放碗中，加蛋清、菱粉、盐、味精拌匀待用。再把青菜汁倒入茸中拌匀。然后将银耳、干贝及豆腐茸等放在一起，上笼用文火蒸熟。起锅上火，倒入鸡清汤，调味烧开，再把蒸熟的物料推入汤中即成。汤汁澄清，鲜美解腻。

【**用法**】佐餐食用。

【**功效**】滋阴补中，增进营养。主要适用于乳腺癌，症见阴虚内热者。

【**说明**】此汤用砂锅做更美味。

## 银耳

【**性味**】味甘、淡，性平。

【**功效**】滋补生津，润肺养胃，补肺益气。

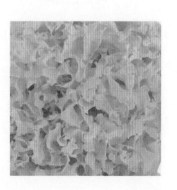

【**应用**】适用于虚劳咳嗽、痰中带血、津少口渴、病后体虚、气短乏力等症。

# 恶性淋巴瘤药膳

## 豆芽凉面

【原料】绿豆芽150克，细面条300克，瘦肉丝75克，鸡蛋1个，黄瓜1条，蒜末少许，酱油、麻油各4～6毫升，醋、盐、葱花、芝麻酱、色拉油、冰开水、冷水适量。

【制作方法】（1）面条煮熟，冰开水淋滤2遍，加麻油拌匀放入碗中，存于冰箱中备用。

（2）芝麻酱同醋、食盐调匀，加入蒜末；瘦肉丝用色拉油、葱花炒香，加酱油和冷水，熬成肉汁。

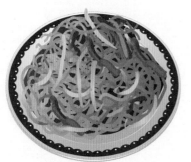

（3）鸡蛋摊成薄皮切丝；黄瓜擦丝；绿豆芽去尾用开水略烫。

（4）将上述调料和菜放入面条中，拌匀后即可食用。喜食醋者，可加少许醋。

【功效】清热解毒，通利三焦。主要适用于淋巴肉瘤热毒盛者。

【说明】面条不能煮太久，捞起来要及时吹凉，免得粘连。

# 白菊花决明粥

【原料】白菊花 20 克，炒决明子 15 克，粳米 100 克，冰糖少许。

【制作方法】先把决明子放入锅内炒至微有香气，取出即为炒决明子。待冷后和白菊花一起加清水同煎取汁，去渣，放入粳米煮粥。粥将成时，放入冰糖，煮至溶化即可。

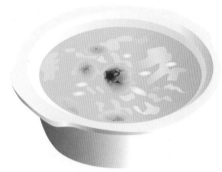

【用法】每天早晚各服 1 次。

【功效】清肝降火，养阴通便。适用于脑肿瘤目涩、口干者。

【说明】大便溏泻者不宜食用。

## 决明子

【性味】味苦、甘、咸，性微寒。

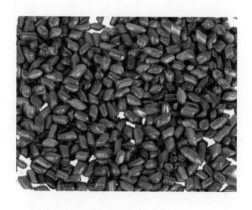

【功效】润肠通便，降脂明目。

【应用】降血压、降血脂。适用于高血压、头痛、眩晕、急性结膜炎、角膜溃疡、青光眼、痈疖疮疡等症。

# 甲状腺肿瘤药膳

## 泡参田三七汤

【原料】花旗参 7 克，田三七 20 克，淮山药 25 克，枸杞子 28 克，桂圆肉 20 克，猪瘦肉 300 克，清水 4 大碗，食盐、胡椒适量。

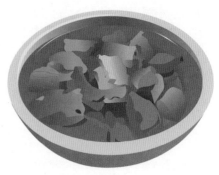

【制作方法】花旗参等中药放入布袋扎紧，和肉放在一起，加入清水，先大火后小火，煮 2 小时，加入食盐、胡椒即可。

【用法】吃肉喝汤，每次 1 小碗。每天 1 次。

【功效】活血益气，生血养阴。适用于甲状腺癌，见有全身乏力、头晕目眩、形体消瘦、舌质青紫等症状。

花旗参

【性味】味甘、微苦，性凉。

【功效】补气养阴，清热生津。

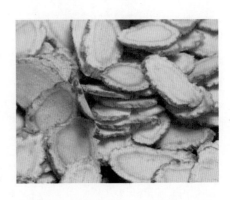

【应用】适用于气虚阴亏、内热、咳喘痰血、虚热烦倦、消渴、

口燥喉干等症。

### 田三七

【**性味**】味甘、微苦，性温。

【**功效**】散瘀止血，消肿定痛。

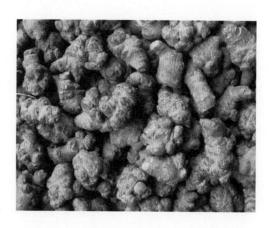

【**应用**】适用于咯血、吐血、衄血、便血、崩漏、外伤出血、胸腹刺痛、跌扑肿痛等症。

# 夏枯草清凉茶

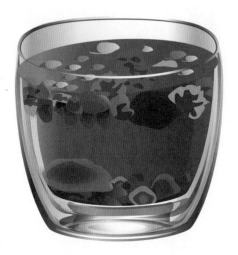

**【原料】**白茅根 20 克，夏枯草 10 克，白菊花 6 克，生甘草 6 克，淡竹叶 10 克，冰糖适量。

**【制作方法】**先将白茅根、夏枯草等中药浸入 10 碗水中约 10 分钟，然后小火煮 1 小时，过滤。滤液加入冰糖调味即可。

**【用法】**每次 1 碗，每天 2 次。

**【功效】**清热养阴，明目散结。适用于甲状腺癌，合并囊肿者。

### 白茅根

**【性味】**味甘，性寒。

**【功效】**凉血止血，清热生津，利尿通淋。

**【应用】**适用于血热、吐血、衄血、咯血、尿血、崩漏、紫癜、热病烦渴、胃热呕逆、肺热喘咳、小便淋沥涩痛、水肿、黄疸等症。

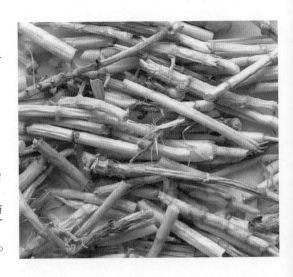

# 子宫颈癌药膳

## 乌龟煨汤（八卦汤）

【原料】活乌龟1只（约300克），植物油、葱、姜、料酒、食盐、味精适量。

【制作方法】（1）乌龟斩头放血，剖去龟盖，在龟上用刀划十字形，去掉肠内杂物，用钳子沿龟四脚外剥去外层黑皮，放入开水泡一下，再将龟肉切成小块。

（2）炒锅烧热，放植物油少许，下葱段、姜片，投入龟肉煸炒，加料酒、清水，烧开后，连汤带肉一起倒入砂锅中，小火焖煨2小时，放盐、味精即可。

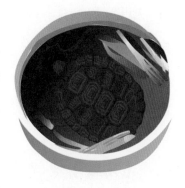

【功效】滋阴补肾，养血止血。适用于宫颈癌，阴虚潮热而出血者。

【说明】甲鱼滋腻，久食败胃伤中，导致消化不良，故食欲不振、消化功能减退、孕妇或产后虚寒、脾胃虚弱腹泻之人忌食；患有慢性肠炎、慢性痢疾、慢性腹泻、便溏之人忌食；肝炎患者食用会加重肝脏负担，严重时易诱发肝昏迷，故应少食；孕妇吃了会影响胎儿健康；另外痰食壅盛者慎食。

# 卵巢癌药膳

## 参芪健脾汤

【原料】高丽参 10 克，黄芪 10 克，党参 18 克，山药 18 克，枸杞子 15 克，当归 10 克，陈皮 5 克，桂圆肉 14 克。猪排骨 300 克或整光鸡 1 只，盐、胡椒粉、清水适量。

【制作方法】高丽参、黄芪等中药洗净后放入布袋中扎口，和排骨或鸡一起加水炖煮。先大火后小火，煮 2～3 小时，捞出布袋，加入盐、胡椒粉等调味品即可。

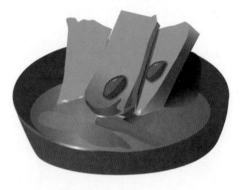

【用法】吃肉喝汤。每次 1 小碗，每天 1 次。

【功效】健脾益肺，开胃壮神。适用于卵巢癌手术后的调理方面。

**高丽参**

【性味】味甘、微苦，性微温。

【功效】大补元气、滋补强壮、生津止渴、宁神益智。

【应用】适用于惊悸失眠者，体

虚者，心力衰竭，心源性休克
等症。

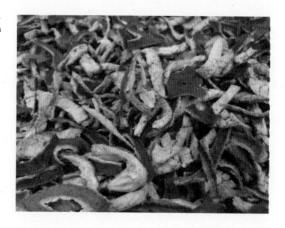

陈皮

【性味】味辛、苦，性温。

【功效】理气健脾，调中，
燥湿，化痰。

【应用】适用于胸脘胀满、
食少吐泻、咳嗽痰多等症。

# 膀胱癌药膳

## 鸡内金赤小豆粥

【原料】鸡内金15克，赤小豆30克，粳米50克，清水适量。

【制作方法】鸡内金烘干后碾末。先煮赤小豆、粳米作粥，将熟时，放入鸡内金末，再煮至米熟即可。

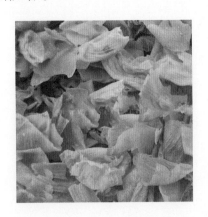

【用法】早餐食用。

【功效】清热利湿，化瘀消积。主要适用于膀胱癌，合并尿路感染所致的尿道疼痛，下腹坠胀者。

### 鸡内金

【性味】味甘，性寒。

【功效】消积滞，健脾胃。

【应用】适用于治食积胀满、呕吐反胃、泻痢、疳积、消渴、遗溺、喉痹乳蛾、牙疳口疮等症。

# 喉癌药膳

## 橄榄罗汉果汤

【原料】罗汉果1~2个，橄榄30克。

【制作方法】把罗汉果、橄榄置于清水内，煮沸后小火煎30分钟，饮用其汤。

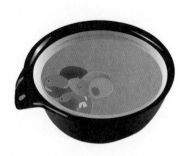

【用法】代茶饮，每日1剂。

【功效】清热解毒，利肺化痰。适用于喉癌咽部不适，咳嗽者。

### 罗汉果

【性味】味甘，性凉。

【功效】清肺利咽，化痰止咳，润肠通便。

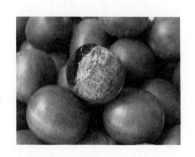

【应用】适用于痰火咳嗽，咽喉肿痛，伤暑口渴，肠燥便秘等症。

### 橄榄

【性味】味甘酸，性平。

【功效】清热解毒、利咽化痰，生津止渴，除烦醒酒。

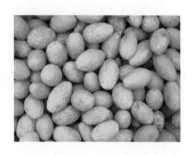

【应用】适用于咽喉肿痛、烦渴、咳嗽痰血等症。

# 牛蒡粥

【原料】鲜牛蒡根30克，粳米50克。

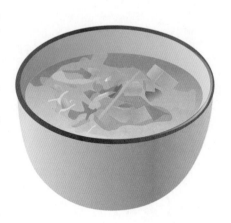

【制作方法】鲜牛蒡根研滤取汁备用。常规煮米成粥，将熟时兑入牛蒡根汁，煮熟即可。不拘时间进食之。

【用法】每日1剂，分数次温服。

【功效】清热消肿，利咽止痛。适用于喉癌疼痛、热肿者。

【说明】粳米不宜与马肉、蜂蜜同食；不可与苍耳同食。

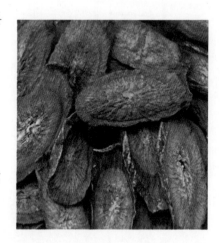

**牛蒡根**

【性味】味苦、微甘，性凉。

【功效】散风热，消毒肿。

【应用】适用于风热感冒、头痛、咳嗽、热毒面肿、咽喉肿痛、齿龈肿痛、风湿痹痛、癥瘕积块、痈疖恶疮、痔疮脱肛等症。

# 恶性骨肿瘤药膳

## 生地黄鸡

【原料】鸡1只，生地黄30克，饴糖50克。

【制作方法】(1) 将鸡去毛、肠肚洗净。将生地黄细切与糖拌匀，放入鸡腹中。

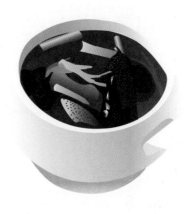

(2) 将鸡放在容器内，放蒸笼中蒸1小时左右即可。不用盐、醋。

【用法】只吃鸡肉，吃完之后，再喝鸡汤。

【功效】养阴补精，清热生津。适用于骨肿瘤，热毒津枯疼痛者。

### 生地黄

【性味】味甘、苦，性凉。

【功效】清热凉血，养阴，生津。

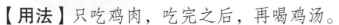

【应用】适用于热病烦渴、发斑发疹、阴虚内热、吐血、衄血、糖尿病、传染性肝炎等症。

# 白血病药膳

## 天门冬粥

【原料】天门冬 20 克，粳米 100 克，冰糖少许。

【制作方法】天门冬切斜条，煎取浓汁，去渣，入粳米煮沸后，加入冰糖适量，再煮成粥。

【用法】每天食 1 ~ 2 碗即可。

【功效】滋阴润肺，生津止咳。适用于白血病，阴虚有热，干咳少痰或无痰者。

天门冬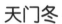

【性味】味甘、苦，性寒。

【功效】滋阴润燥，清肺降火。

【应用】适用于燥热咳嗽、阴虚劳嗽、热病伤阴、内热消渴、肠燥便秘、咽喉肿痛等症。

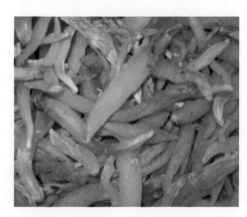

# 十全大补排骨汤

【原料】肉桂3克，甘草7克，当归11克，白术9克，川芎11克，茯苓9克，黄芪11克，熟地黄16克，党参12克，白芍11克，猪排骨300克或鸡1只。清水适量。

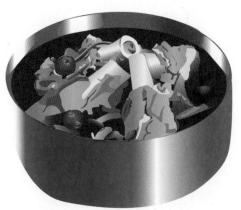

【制作方法】肉桂等中药，按常法水煎煮，煎煮液滤除药渣后，放入肉及清水，先大火后小火，煮3～4小时。

【用法】喝汤吃肉，每天1小碗。余下的放入冰箱中储存。可连用5天。

【功效】补气生血，扶正强壮。适用于白血病，症见气血两虚型。此汤对免疫器官有保护作用。若和抗癌剂合用，可增强疗效。

## 甘草

【性味】味甘，性平。

【功效】补脾益气，清热解毒，祛痰止咳，缓急止痛，调和诸药。

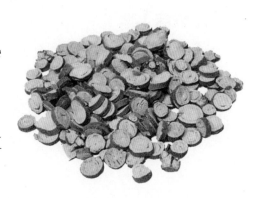

【应用】适用于脾胃虚弱、倦怠乏力、心悸气短、

咳嗽痰多、脘腹、四肢挛急疼痛、痈肿疮毒等症，可缓解药物毒性、烈性。

## 川芎

【**性味**】味辛，性温。

【**功效**】行气开郁，祛风燥湿，活血止痛。

【**应用**】适用于月经不调、经闭痛经、癥瘕腹痛、胸肋刺痛、跌扑肿痛、头痛、风湿痹痛。

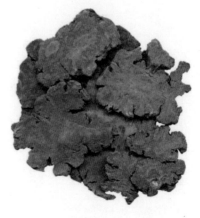

## 熟地黄

【**性味**】味甘，微温。

【**功效**】补血滋阴，益精填髓。

【**应用**】适用于肝肾阴虚、腰膝酸软、骨蒸潮热、盗汗遗精、内热消渴、血虚萎黄、心悸怔忡、月经不调、崩漏下血、眩晕耳鸣、须发早白等症。

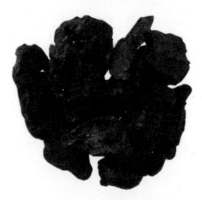

## 白芍

【**性味**】味苦、酸，微寒。

【**功效**】平肝止痛，养血调经，敛阴止汗。

【**应用**】适用于头痛眩晕、肋痛、腹痛、四肢挛痛、血虚萎黄、月经不调、自汗、盗汗等症。

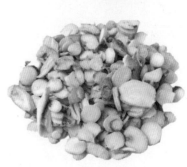

# 皮肤癌药膳

## 栀子仁粥

【原料】栀子仁 10 克，粳米 100 克。清水适量。

【制作方法】将栀子仁碾成细末。先煮粳米为稀粥，待粥将成时，调入栀子末稍煮即可。

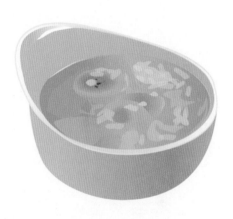

【用法】每日分 2 次食用，连服 2~3 天。

【功效】清热泻火，解毒消痈。适用于皮肤癌热毒内蕴者。

【说明】不宜久服多食。平素大便泄泻的人忌用。

栀子仁

【性味】味苦，性寒。

【功效】清热，泻火，凉血。

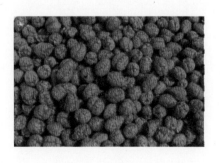

【应用】适用于热病虚烦不眠、黄疸、淋病、消渴、目赤、咽痛、吐血、衄血、血痢、尿血、热毒疮疡、扭伤肿痛等症。

# 四季保健药膳

# 春季保健药膳

## 参芪牛肉汤

【原料】牛肉 500 克，党参 10 克，生黄芪 15 克，白术、生姜各 5 克，红枣 10 个。

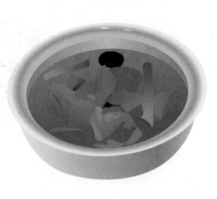

【制作方法】（1）牛肉洗净，放入滚水中煮约 3 分钟捞起，切块。

（2）生姜切片，黄芪、党参、白术洗净后切片，放入纱布袋中。

（3）汤锅中加水约 1500 毫升，放入牛肉，煮沸后放入纱布袋及姜片、红枣，继续煮约 30 分钟后，改用小火炖 2 小时，至牛肉熟透，调味后即可。

【用法】吃肉喝汤。

【功效】益气补肺、养心安神、强身健体。久服后可以增强免疫力。

【说明】适用于平时易感冒、夜晚或白天不自觉出汗，既怕冷又怕热，体质虚弱的人。已经感冒、体内有热的人不宜服用。

# 双参肉

【**原料**】鲜人参5克，海参50克，猪瘦肉250克，香菇30克，青豌豆、竹笋各60克，味精、盐、香油各适量。

【**制作方法**】（1）将海参发好，切块；香菇洗净，切丝；猪瘦肉洗净，切小块；竹笋切片。

（2）将以上4味与人参、青豌豆一起放砂锅内，加清水适量炖煮，以猪瘦肉熟烂止，加入味精、盐、香油各少许即可。

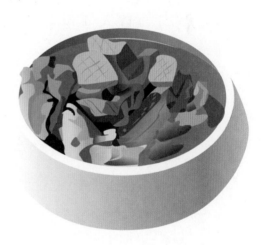

【**用法**】每日1~2次，每次适量。每周2剂。

【**功效**】大补气血，强壮身体，消除疲劳。适用于久病体虚，或年老体衰、精神萎靡、身体疲倦者。

【**说明**】海参与醋相克；且不宜与甘草同服。人参不可同萝卜、茶叶、藜芦、山楂一起食用。

# 百合粥

【原料】百合粉 20 克，糯米 50 克，冰糖 20 克。

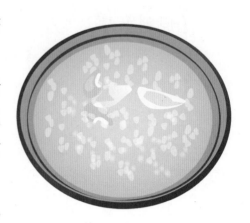

【制作方法】糯米、冰糖同入砂锅中，加水 50 毫升煮成稀粥，均匀地调入百合粉再煮沸即停火，焖 3 分钟即成。

【用法】加蜜，空腹时热食。

【功效】养阴润肺，止咳。适用于肺燥咳嗽，痰中带血以及热病后期余热未清，神志恍惚，心神不宁等症，肺结核病人用之尤佳。

## 百合

【性味】味甘、苦，微寒。

【功效】养阴润肺；清心安神。

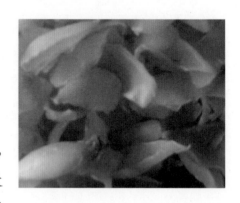

【应用】适用于阴虚久咳、痰中带血、热病后期、余热未清，或情志不遂所致的虚烦惊悸、失眠多梦、精神恍惚以及痈肿、湿疮等症。

# 辛夷花烫鸡蛋

【原料】辛夷花10克，鸡蛋2个。

【制作方法】加水适量同煮，熟后去鸡蛋壳再入锅煮片刻。

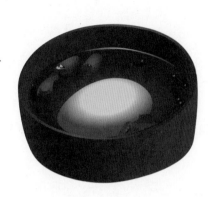

【用法】饮汤吃蛋。

【功效】祛风，通窍，止痛。适用于风寒头疼、慢性鼻炎、慢性鼻窦炎、鼻塞不通等疾病。

【说明】高热、腹泻、肝炎、肾炎、胆囊炎、冠心病患者，忌食鸡蛋。

## 辛夷花

【性味】味辛，性温。

【功效】散风寒，通鼻窍。

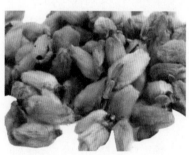

【应用】适用于风寒头痛、鼻塞、鼻渊、鼻流浊涕等症。

# 天麻鱼头

【原料】天麻 25 克，川芎、茯苓各 10 克，鲜鲤鱼 1 尾（1500 克），酱油、料酒、盐、味精、白糖、胡椒粉、香油、葱、生姜、水豆粉、清汤各适量。

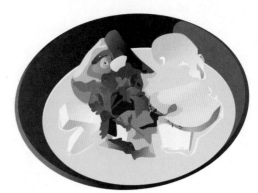

【制作方法】（1）将鲜鲤鱼去鳞、鳃和内脏，洗净，装入盆内；将川芎、茯苓切成大片，用第二次米泔水泡上，再将天麻放入泡过川芎、茯苓的米泔水浸泡 4~6 小时，捞出天麻置米饭上蒸透，切成片待用。

（2）将天麻片放入鱼头和鱼腹内，将鱼仍置盆内，然后加入葱、生姜和适量清水，上笼蒸约 30 分钟。

（3）将鱼蒸好后，拣去葱和生姜。另用水豆粉、清汤、白糖、盐、料酒、酱油、味精、胡椒粉、香油烧开勾茨，浇在天麻鱼上即成。

【用法】随餐食用，连用 3 ~ 5 日。

【功效】平肝熄风，定惊止痛，行气活血。适用于虚火头痛、眼黑肢麻、神经衰弱、高血压头昏等症。

【说明】此汤富含蛋白质成分，对蛋白质过敏的人不宜吃，另外，血虚、阴虚之人慎食。

# 芡实煮老鸭

【原料】芡实200克，老鸭1只，葱、生姜、盐、料酒、味精各适量。

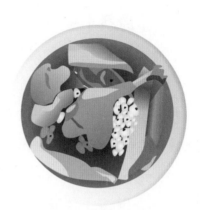

【制作方法】（1）芡实洗净，将老鸭宰杀后，去毛和内脏，洗净血水，将芡实放入鸭腹内。

（2）将鸭放入瓦锅内，加水适量。将锅置大火上烧沸，放入葱、生姜、料酒，改用小火炖熬，约2小时，至鸭肉炖烂即成，入盐、味精即可。

【用法】佐酒下饭，随量用。

【功效】益脾养胃，健脾利水，固肾涩精。适用于脾胃虚的消渴和脾虚水肿、肾虚遗精等症。

【说明】湿热内蕴，感冒未清者不宜选用。

芡实

【性味】味甘、涩，性平。

【功效】补脾止泻、益肾固精、祛湿止带。

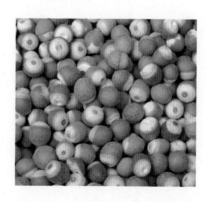

【应用】适用于梦遗滑精、遗尿尿频、脾虚久泻、白浊、带下等症。

# 莲子百合猪肉汤

【原料】莲子、百合各50克，猪瘦肉250克，葱、姜、盐、酒、味精适量。

【制作方法】先将莲子水发（去芯），百合、猪瘦肉（切块）洗净后共煮，再加入葱、姜、酒、盐，用旺火烧沸，小火炖一小时加适量味精即成。

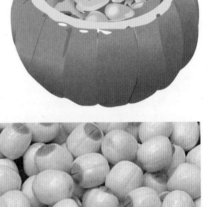

【用法】吃肉喝汤。

【功效】益脾胃，养心神，润肺肾，祛痰止咳。适用于神经衰弱、心悸失眠、肺结核低热干咳、慢性支气管炎等患者。

【说明】平时大便干结或腹部胀满之人忌食。莲子不宜与蟹同食。

## 莲子

【性味】味甘，性平。

【功效】清心醒脾，补脾止泻，养心安神明目，补中养神，健脾补胃，止泻固精，益肾涩精止带，滋补元气。

【应用】适用于心烦失眠、脾虚久泻、大便溏泄、久痢、腰疼、男子遗精、妇人赤白带下等症。还可预防早产、流产、孕妇腰酸。

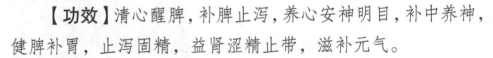

# 银耳枸杞明目汤

【原料】银耳 15 克，枸杞 15 克，鸡肝 100 克，茉莉花 24 朵，水豆粉、料酒、姜汁、盐、味精各适量。

【制作方法】(1) 鸡肝洗净，切成薄片，放入碗内，加水豆粉、料酒、姜汁、盐拌匀待用；银耳洗净，撕成小片，用清水浸泡待用；茉莉花、枸杞洗净待用。

（2）锅置火上，放入清汤，加料酒、姜汁、盐、味精，随即放入银耳、鸡肝、枸杞烧沸，等鸡肝刚熟，将茉莉花撒入碗内即可。

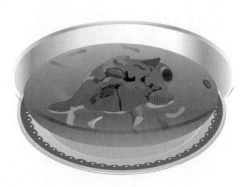

【用法】佐餐食用。

【功效】补肝益肾，明目美颜。适用于阴虚所致的视物模糊、两眼昏花、面色憔悴等症。适合春季常服。

# 夏季保健药膳

## 党参炖乳鸽

【原料】党参15克，乳鸽1只，料酒、葱各6克，胡椒粉、盐、鸡精、姜各3克。

【制作方法】（1）党参用水浸透，切成2厘米长的段；乳鸽宰杀后，洗净，去内脏及爪，切块，放沸水中去除血水，姜、葱洗净，切片。

（2）将党参、乳鸽、姜、葱一起放入炖锅内，加入清水600毫升，置旺火上烧沸，再改用小火炖80分钟，加入盐、鸡精，撒入胡椒粉即可。

【用法】佐餐食用，每日1~2次。

【功效】补气除湿，降低血压。适用于气虚湿阻型高血压病患者食用。

# 清炖鱼头银耳汤

【原料】银耳（干品）20克，鲢鱼头1个，姜、胡椒、盐适量。

【制作方法】（1）将鱼头去鳃，洗净，剖为两半。

（2）锅内放入清水和鱼头，加适量的姜、胡椒、盐等调料，用旺火烧沸后改中火烧煮约40分钟，滤去骨渣，放入发好的银耳，再炖煮20分钟，装盘食用。

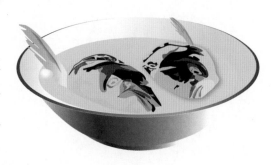

【用法】温热服食。

【功效】益智补脑，温胃生津。适用于用脑过度，神经衰弱或病后、产后身体虚弱，失眠健忘等症。

# 黄芪鳝鱼汤

【原料】黄芪 30 克，鳝鱼 300 克，生姜 1 片（切丝），红枣 5 枚（去核），大蒜 2 瓣，盐适量。

【制作方法】（1）黄芪、红枣洗净，大蒜洗净切片，鳝鱼杀后去肠杂，洗净，斩块。

（2）起油锅放入鳝鱼、姜、盐，炒至鳝鱼半熟，将全部用料放入锅内，加清水适量，旺火煮沸后，小火煲 1 小时，调味即可。

【用法】吃肉喝汤。每周 2 ~ 3 次。

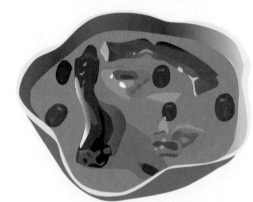

【功效】补气养血，健美容颜。适用于气血不足所致面色萎黄、消瘦疲乏等。

【说明】感冒发热者不宜食用。

# 丝瓜粥

【**原料**】嫩鲜丝瓜1条，白米100克。

【**制作方法**】（1）将丝瓜洗净，切片；大米淘洗干净，备用。

（2）锅内加水适量，放入大米煮粥，八成熟时加入丝瓜片，再煮至粥熟即成。

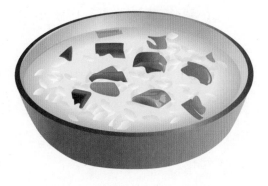

【**用法**】温热服食。

【**功效**】清热解毒，凉血通络。适用疮疡病、痈疽热盛未溃，或已溃而毒热未清者。

【**说明**】脾胃虚寒，大便溏薄者不宜服食。

# 栗子桂圆粥

【原料】桂圆肉20克，玉竹10克，大米90克，板栗20克，白糖适量。

【制作方法】（1）板栗去壳、去皮后切碎备用。桂圆及玉竹清洗后备用。冷水浸泡大米20~30分钟备用。

（2）大米放入锅中，注入适量清水，大火煮开后转小火，熬煮至米粒开花。放入板栗、桂圆、玉竹，煮熟至食材软糯后即可食用。加入适量白糖调味后服用。

【用法】早、晚餐时服用。

【功效】益气壮阳、补益心脾、养血安神，一般人群均可服用。

【说明】湿盛中满或有痰、火者及痰湿气滞者慎用。糖尿病患者服用时注意血糖控制。

# 清拌银芽

【原料】绿豆芽（银芽）400克，料酒5克，香油10克，盐、白糖、味精适量。

【制作方法】(1) 绿豆芽去根洗净，放入沸水锅内烫熟捞出，再用凉开水过冷，沥干水后放入盘内。

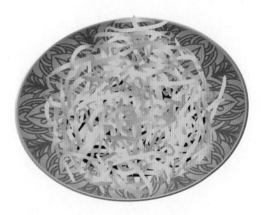

(2) 将盐、白糖、味精、料酒、香油一起放入碗内，调匀后浇在绿豆芽上即成。

【用法】佐餐食用。

【功效】清热解毒，利水。适用于暑热烦渴、消肿、疮疡肿毒、小便赤热不利等症。

【说明】绿豆芽不宜与猪肝同食。

# 乌梅粥

【原料】乌梅20克，粳米100克，冰糖适量。

【制作方法】先将乌梅煎取浓汁，去渣，入粳米煮粥。粥熟后加冰糖少许，稍煮即可。

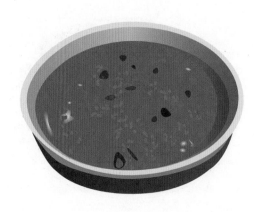

【用法】早、晚餐分食。

【功效】生津止渴，敛肺止咳，涩肠止泻，安蛔止痛。适用于慢性久咳、久泻、久痢、便血、尿血、虚热烦渴等症。

【说明】胃酸过多者慎用，感冒、泄痢初起不宜选用。

# 瓜蒌根冬瓜汤

【原料】瓜蒌根 30 克，冬瓜适量，盐少许。

【制作方法】（1）将冬瓜去皮子切成薄片，再与瓜蒌根同煮汤，加入盐少许。

（2）可取汁倒入茶杯，代茶饮。

【用法】温热服食。

【功效】生津止渴，清暑利尿。适用于因暑热炽盛、耗伤津液而引起的发热、多汗，口渴思冷饮、小便短赤等症。

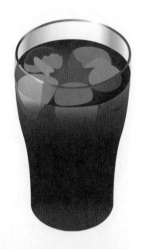

### 瓜蒌根

【性味】味甘、微苦，微寒。

【功效】清化热痰，宽胸散结，润肠通便。

【应用】适用于痰热咳嗽、肺痈吐脓、胸痹胁痛、结胸、乳痈、肠燥便秘等症。

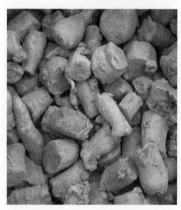

# 秋季保健药膳

## 贝母秋梨

【原料】雪花梨1个（约250克），川贝母、百合（干）各10克，冰糖15克。

【制作方法】（1）雪花梨洗净，靠柄部横断切开，挖去核。另将川贝母及干百合洗净研碎成末，放入梨中，把梨上部拼对好，用牙签插紧。

（2）把梨放入碗中，加入冰糖、水少许，将碗放入蒸锅内蒸40分钟，直到梨肉软烂。揭开梨盖，将药材与梨肉混匀。

【用法】吃梨喝汤。

【功效】润肺止咳，燥热咳嗽，清心安神，清热化痰，润燥生津。适用于老年人燥咳、咽干、少痰者。

【说明】本方清润力强，湿痰及寒痰咳嗽患者忌用；脾虚便溏者不宜。

# 参麦甲鱼

**【原料】**甲鱼1只（500克），党参、麦门冬各10克，生姜5克，瘦火腿50克，鸡汤100克，葱、黄酒、盐适量。

**【制作方法】**（1）将甲鱼宰杀去头颈沥净血，用开水烫后刮去背及裙边黑膜、脚上白衣，剁去爪、尾，开腹除内脏，洗净，放入清水中煮沸，再用小火煮半小时。

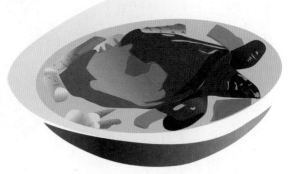

（2）将甲鱼取出撕去黄油，剔除背壳、腹甲及四肢粗骨，切成2厘米小方块，置入碗内。

（3）将党参、麦门冬煎汁浓缩成50毫升，与鸡汤、葱、姜、火腿片、盐、黄酒一起加入碗内，将碗放入笼屉中蒸至甲鱼肉烂熟为止。

**【用法】**吃肉喝汤。

**【功效】**滋阴补虚，补中益气，生津养血，润肺养阴，益胃生津。适用于老年人阴虚、潮热、盗汗、神疲气短等。

**【说明】**甲鱼不宜与桃子、苋菜、鸡蛋、猪肉、兔肉、薄荷、芹菜、鸭蛋、鸭肉、芥末、鸡肉、黄鳝、蟹一同食用。人参不可同萝卜、茶叶、藜芦、山楂一起食用。麦门冬与苦瓠、苦参相克。

# 玉露糕

【原料】天花粉、葛根、桔梗各 10 克，绿豆粉 500 克，白糖 200 克。

【制作方法】（1）天花粉、葛根、桔梗切片烘干后，打成细末待用。

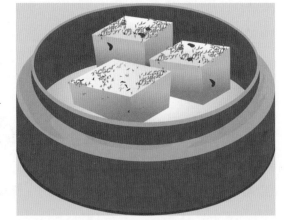

（2）将绿豆粉、白糖与上述细末混匀后，加水调湿，放在抹了油的饭盒内，上笼沸水大火蒸约 30 分钟即可。

【用法】作点心食用。

【功效】清热生津，润肺益胃，祛痰止咳。适用于中老年人有咽喉干燥、唾液减少、舌面光滑少苔，口角皲裂疼痛，脱落皮屑等症。

## 天花粉

【性味】味甘、微苦，微寒。

【功效】清热泻火，生津止渴，消肿排脓。

【应用】适用于热病烦渴、肺热燥咳、内热消渴、疮疡肿毒等症。

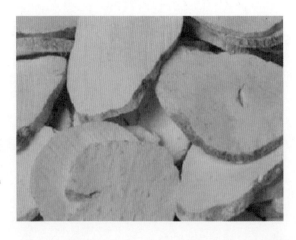

葛根

【性味】味甘、辛，性凉。

【功效】解肌退热，透疹，生津止渴，升阳止泻。

【应用】适用于表证发热、项背强痛、麻疹不透、热病口渴、阴虚消渴、热泄热痢、脾虚泄泻等症。

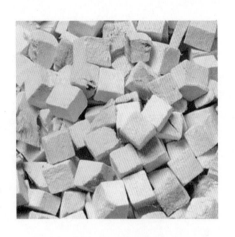

桔梗

【性味】味苦、辛，性平。

【功效】宣肺，祛痰，利咽，排脓。

【应用】适用于咳嗽痰多、胸闷不畅、咽喉肿痛、失音、肺痈吐脓等症。

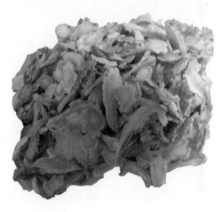

# 凉拌蜇头

【原料】海蜇头 150 克，水泡海米 5 克，白菜心 100 克，香菜茎少许，酸辣汁适量。

【制作方法】（1）蜇头洗净，用沸水烫一下捞出，用净水洗一遍，切成片，再用冷水浸泡 3 小时（中间换水洗几遍）；白菜心切丝，香菜茎烫后，切段。

（2）将白菜心装盘，把蜇头沥干，盖在白菜上面（形如馒头），撒上海米、香菜段，浇上酸辣汁即成。

【用法】佐餐食用。

【功效】清热化痰，清痰火，润肠燥。适用于肺热痰壅、咳嗽痰多、喘急胀满、大便燥结等患者。

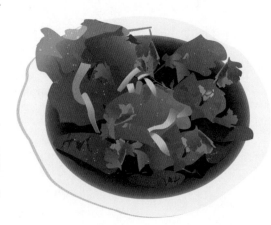

# 山莲葡萄粥

【原料】生山药 50 克切片，莲子肉 50 克，葡萄干 50 克，白糖少许。

【制作方法】将三物同煮熬成粥，加糖食用。亦可将三物同蒸烂成泥，加糖食用。

【用法】早餐食用。

【功效】补中健身，益脾养心。适用于因心脾不足而引起的怔忡心悸、腹胀便清、面色黄白、乏力倦怠、形体瘦弱等症。

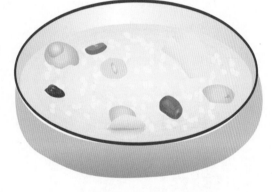

【说明】莲芯有清心除烦、明目潜阳之功，可降低血压，故高血脂症伴有高血压者可用含莲芯的莲子。

# 参枣米饭

【原料】党参25克，大枣50克，江米250克，白糖100克。

【制作方法】（1）党参切片，与大枣水煮提取浓缩液50克。

（2）将大枣25克放在大瓷碗底，上面放淘洗干净的江米，加水适量，上屉蒸熟，扣在盘中。

（3）再将党参、大枣浓缩汁加白糖100克，溶化成浓汁，倒在枣饭上即成。

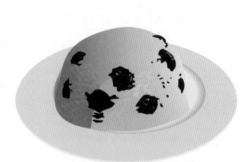

【用法】每日早、晚根据个人食量服用。

【功效】健脾益气。适用于体虚气弱、乏力倦怠、心悸失眠、食欲不振、便溏浮肿等症。

【说明】凡属阴虚火旺及身体健壮者不宜服用。

# 凉拌萝卜丝

【原料】白萝卜250克，盐、酱油、味精、麻油适量。

【制作方法】将白萝卜切丝，加盐少许放置半小时，待有液体渗出时，挤去萝卜汁，加入盐、酱油、味精、麻油，拌匀即成。

【用法】佐餐食用。

【功效】清凉止渴、除燥生津、顺气消食、止咳化痰。适于老年人和高血压、冠心病、口角溃疡、舌炎、坏血病、支气管炎、肿瘤患者食用。

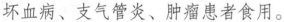

【说明】白萝卜忌与胡萝卜、橘子、柿子、人参、西洋参同食。萝卜性偏寒凉而利肠，脾虚泄泻者慎食或少食；胃溃疡、十二指肠溃疡、慢性胃炎、单纯甲状腺肿、先兆流产、子宫脱垂等患者忌吃。

# 粳米白萝卜粥

【**原料**】鲜白萝卜 250 克，粳米 100 克。

【**制作方法**】（1）将白萝卜洗净、切碎，捣汁去渣，待用。

（2）将粳米淘净同白萝卜汁置饭锅中或饭煲内，武火烧沸，文火熬煮成粥。

【**用法**】早、晚餐食用。

【**功效**】消食利膈，化痰止咳；适用于老年慢性支气管炎、肺气肿、咳嗽多痰、食积饱胀，以及糖尿病等症。

【**说明**】白萝卜为寒凉蔬菜，阴盛偏寒体质者、脾胃虚寒者不宜多食。萝卜不宜与蛇肉、人参、烤鱼、烤肉、橘子一起食用。白萝卜主泻、胡萝卜为补，所以二者最好不要同食；红萝卜和白萝卜也不能一起煮食。

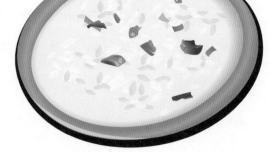

# 冬季保健药膳

## 当归生姜羊肉汤

【原料】当归、生姜各10克，羊肉100克（去油膜），盐、香油适量。

【制作方法】将羊肉洗净切块，与当归、生姜同炖，八成熟时放盐，熟后去当归、生姜，滴适量香油即可。

【用法】食肉喝汤。

【功效】补气养血，温中散寒，补血活血，温中和胃。适用于冬季手足不温、乏力、肢体疼痛、血循环差的人。

【说明】羊肉属大热之品，因此凡有发热、牙痛、口舌生疮、咳吐黄痰等上火症状的人都不宜食用。患有肝病、高血压、急性肠炎或其他感染性疾病的病人，或者在发热期间的人也不宜食用。

# 桂圆参蜜膏

**【原料】**党参、桂圆各 100 克，沙参 50 克，蜂蜜 250 克。

**【制作方法】**（1）党参、沙参、桂圆洗净，并以适量水浸泡发透后，加热煎煮，每 20 分钟取煎液一次，加水再煎，共煎 3 次。

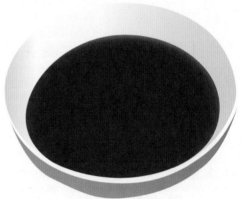

（2）合并煎液，以小火煎熬浓缩至黏稠如膏时，加蜂蜜一倍，至沸停火，待凉装瓶备用。

**【用法】**每次 1 汤匙，以沸水冲化，顿饮，每日 3 次。

**【功效】**补中益气，养阴清热，润肺滋肾，养血安神，润五脏。适用于老年体弱、消瘦、干咳少痰、乏力疲倦者食用。

**【说明】**糖尿病患者不宜。

# 海马童子鸡

【原料】海马20克，仔公鸡1只，姜、葱、盐、胡椒粉、味精、白酒、料酒各适量。

【制作方法】（1）海马用白酒浸泡2小时，洗净泥沙，备用；将鸡宰杀干净后，去内脏及爪，洗净，在沸水锅内汆去血水，剁成6厘米见方的大块；姜、葱洗干净，姜拍松，葱切段。

（2）将鸡、海马、姜、葱、料酒放入炖锅内，加清水适量，大火上烧开，打去浮沫，再用小火炖熟，加入盐、味精、胡椒粉即成。

【用法】食肉喝汤。

【功效】补肾壮阳。适用于阳痿、尿频，妇女肾阳虚弱、白带清稀绵绵不断，腰酸如折、小腹冷感，以及老年体衰、神倦肢冷等症。

【说明】海马可以强健身体，但多食容易造成上火及血压升高，所以体内有热、血压高的人不能服用；海马补肾壮阳，所以阴虚火旺者禁用，男子性功能亢进者忌食；海马有收缩子宫的功效，容易引起流产，所以孕妇忌食。

# 枸杞羊肾粥

【原料】枸杞叶 250 克，羊肾 1 只，羊肉 100 克，粳米约 150 克，葱白 2 根，盐少许。

【制作方法】（1）羊肾剖洗干净，去内膜，细切，再把羊肉洗净切碎。

（2）枸杞叶煎汁去渣，同羊肾、羊肉、葱白、粳米一起煮粥，待粥成后，加入盐少许，稍煮即成。

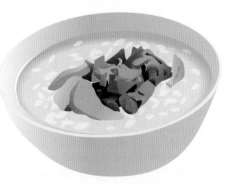

【用法】食肉喝粥。每日 2 次，早晚空腹温服。

【功效】益肾阴，补肾气，壮元阳。适用于肾虚劳损、阳气衰败、腰脊疼痛、腿脚痿弱、头晕耳鸣、听力减退或耳聋、阳痿、尿频或遗尿等症。

【说明】对阳盛发热，或性功能亢进者，不可选用。

# 韭菜粥

【**原料**】新鲜韭菜60克（或用韭菜籽10克），粳米100克，盐少许。

【**制作方法**】取新鲜韭菜，洗净切细（或取韭菜籽研为细末），煮粳米成粥，待粥沸后，加入韭菜（或韭菜籽细末）、盐，同煮成稀粥。

【**用法**】温热服食。

【**功效**】补肾壮阳，固精止遗，暖脾健胃。适用于脾肾阳虚所致的腹中冷痛、泄泻或便秘、虚寒久痢、噎嗝反胃、阳痿、早泄、遗精、白浊、小

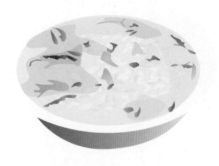

便频数、小儿遗尿多、妇女白带过多、腰膝酸冷、月经痛及经漏不止等症。

【**说明**】韭菜宜采用新鲜者煮粥，鲜煮鲜吃，隔夜粥不宜吃；阴虚内热，身有疮疡、平素脾胃积热、性功能亢进者不宜食用。

# 地黄粥

【**原料**】鲜地黄 5000 克，白蜜、粳米、酥油各适量。

【**制作方法**】鲜地黄切片，待水沸与米同煮，粥欲熟再入酥油、白蜜，煮熟即成。

【**用法**】温热服食。

【**功效**】养阴清热，和中益胃。适用于虚劳羸弱、咳嗽吐血、寒热时作的患者。

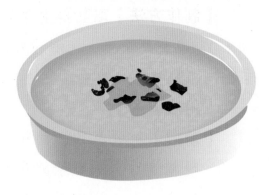

# 杜仲党参乳鸽汤

【原料】乳鸽、杜仲、北芪、党参、老姜、盐适量。

【制作方法】(1)乳鸽宰杀收拾干净，沸水焯过；杜仲、北芪、党参洗净；老姜洗净切片备用。

(2)将乳鸽、杜仲、北芪、党参、老姜放入开水锅中，大火煮沸后改小火煮约3小时，加盐调味即可。

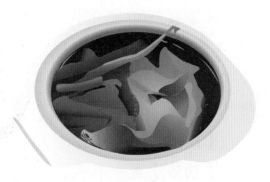

【用法】吃肉喝汤。

【功效】补肾壮阳、强健筋骨。对于精力不济、腿足痉挛、流产、高血压等有疗效。

【说明】杜仲、党参等中药会有些许苦味，放入几颗红枣，汤味就很清甜，且更滋补养颜。

# 党参红枣煲牛腩

【原料】党参30克，红枣5个，牛腩400克，生姜3片。

【制作方法】各物分别洗净。党参稍浸泡，红枣去核，牛腩切块。一起放进瓦煲内，加清水2500毫升（约10碗量），武火滚沸后改文火煲约2小时，下盐便可。

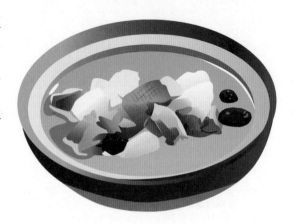

【用法】佐餐食用。

【功效】暖中养气、补肾健胃。

# 山药乌鸡汤

【原料】乌鸡半只，山药15克，熟地黄15克，枸杞子10克，大枣10克（二人用量），葱、姜、盐适量。

【制作方法】（1）将乌鸡的爪尖、鸡尾剪掉，冲净表面和内膛后，放在冷水锅中大火煮开，捞出。熟地黄切片、山药切块。

（2）另备一砂锅加水至砂锅的一半量，煮至水热，将地黄、枸杞、红枣、葱、姜一起放入，大火煮开后改微火炖约一个半小时。

（3）将山药切块放进锅中再炖半个小时至酥烂，加适量盐调味儿即可。

【用法】吃肉喝汤。

【功效】滋阴补肾，健脾生津。

【说明】感冒发热、咳嗽多痰或湿热内蕴而见食少、腹胀者、有急性菌痢肠炎者忌食乌鸡，此外，体胖、患严重皮肤疾病者也不宜食用。

# 紫菜胡萝卜汤

【原料】紫菜 15 克，胡萝卜 1 根，盐适量。

【制作方法】（1）紫菜用清水浸泡，胡萝卜切片待用。

（2）锅内放入食用油烧热，放入切成片的胡萝卜炒 8 ～ 10 分钟，加水适量，文火炖煮 10 分钟；出锅前放入紫菜，加入适量盐即食。

【用法】佐餐食用。

【功效】化痰软坚、利咽、止咳、养心除烦、利水除湿、补肾虚。富含维生素，长期食用，可改善听力。

【说明】紫菜性微凉，所以胃肠消化功能不好，或腹痛者应少吃紫菜；食用前最好用清水泡发，以清除污染物。

# 黑豆猪肚汤

【原料】黑豆、益智仁、桑螵蛸、金樱子各20克，猪肚1个，盐适量。

【制作方法】(1) 将黑豆、益智仁、桑螵蛸和金樱子用干净的纱布包裹好，猪肚清洗干净，去除异味。

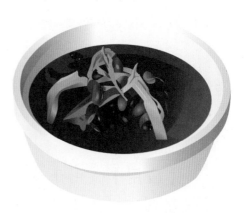

(2) 将纱布包和猪肚一起放入锅里，加入适量的水炖熟，加入盐调味即可。

【用法】吃豆喝汤。

【功效】补虚损、健脾胃益肾。

【说明】用面粉、盐、醋清洗猪肚。湿热痰滞内蕴者、感冒期间慎食猪肚。

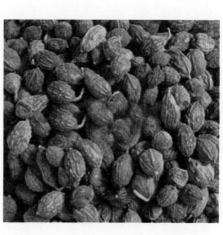

## 益智仁

【性味】味辛，性温。

【功效】温脾止泻摄涎，暖肾缩尿固精。

【应用】适用于脾胃虚寒、呕吐、泄泻、腹中冷痛、口多唾涎、肾虚遗尿、尿频、遗精、白浊等症。

### 桑螵蛸

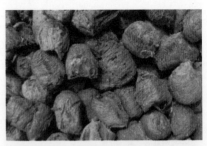

【**性味**】味咸、甘，性平。

【**功效**】固精缩尿，补肾助阳。

【**应用**】适用于遗精滑精、遗尿尿频、小便白浊等症。

### 金樱子

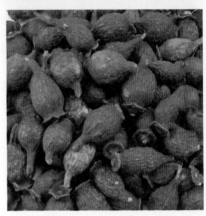

【**性味**】味酸、甘、涩，性平。

【**功效**】固精缩尿，固崩止带，涩肠止泻。

【**应用**】适用于遗精滑精、遗尿尿频、崩漏带下、久泻久痢等症。

# 山药木耳排骨汤

【原料】山药 400 克，猪小排 500 克，干木耳 100 克，生姜 1 块，枸杞 5 克，食盐、料酒、水适量。

【制作方法】（1）猪小排洗净后斩块，木耳泡发后去蒂撕小块，山药去皮洗净后切滚刀块，生姜切片，枸杞冲洗干净后备用。

（2）锅中放水并加入一小勺料酒，放入猪小排后大火煮开，猪小排煮至五成熟时关火捞出。

（3）将猪小排、木耳、山药放入高压锅中，加姜片后倒水，水需没过所有食材，开大火煮 15 分钟，上气后转小火煮 10 分钟即可关火，撒入枸杞后焖一会儿，加少量食盐调味后即可食用。

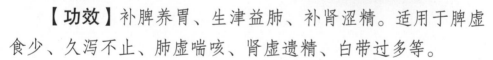

【用法】吃肉喝汤。

【功效】补脾养胃、生津益肺、补肾涩精。适用于脾虚食少、久泻不止、肺虚喘咳、肾虚遗精、白带过多等。